LA PROPHYLAXIE

DES

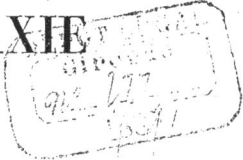

TUBERCULOSES

HÉRÉDITAIRES

PAR

Le Dʳ Edmond SOLLES

MÉDECIN DE L'HOPITAL SAINT-ANDRÉ DE BORDEAUX,
MÉDECIN DE L'ÉCOLE NORMALE D'INSTITUTRICES DE LA GIRONDE,
MÉDECIN DES CHEMINS DE FER DE L'ÉTAT,
EX-MÉDECIN DU 3ᵉ BATAILLON DES MOBILES DE LA GIRONDE (1870),
AGRÉGÉ LIBRE A LA FACULTÉ DE MÉDECINE ET DE PHARMACIE DE BORDEAUX,
OFFICIER D'ACADÉMIE,
ETC., ETC.

BORDEAUX

IMPRIMERIE G. GOUNOUILHOU

11 — RUE GUIRAUDE — 11

1891

LA PROPHYLAXIE

DES

TUBERCULOSES

HÉRÉDITAIRES

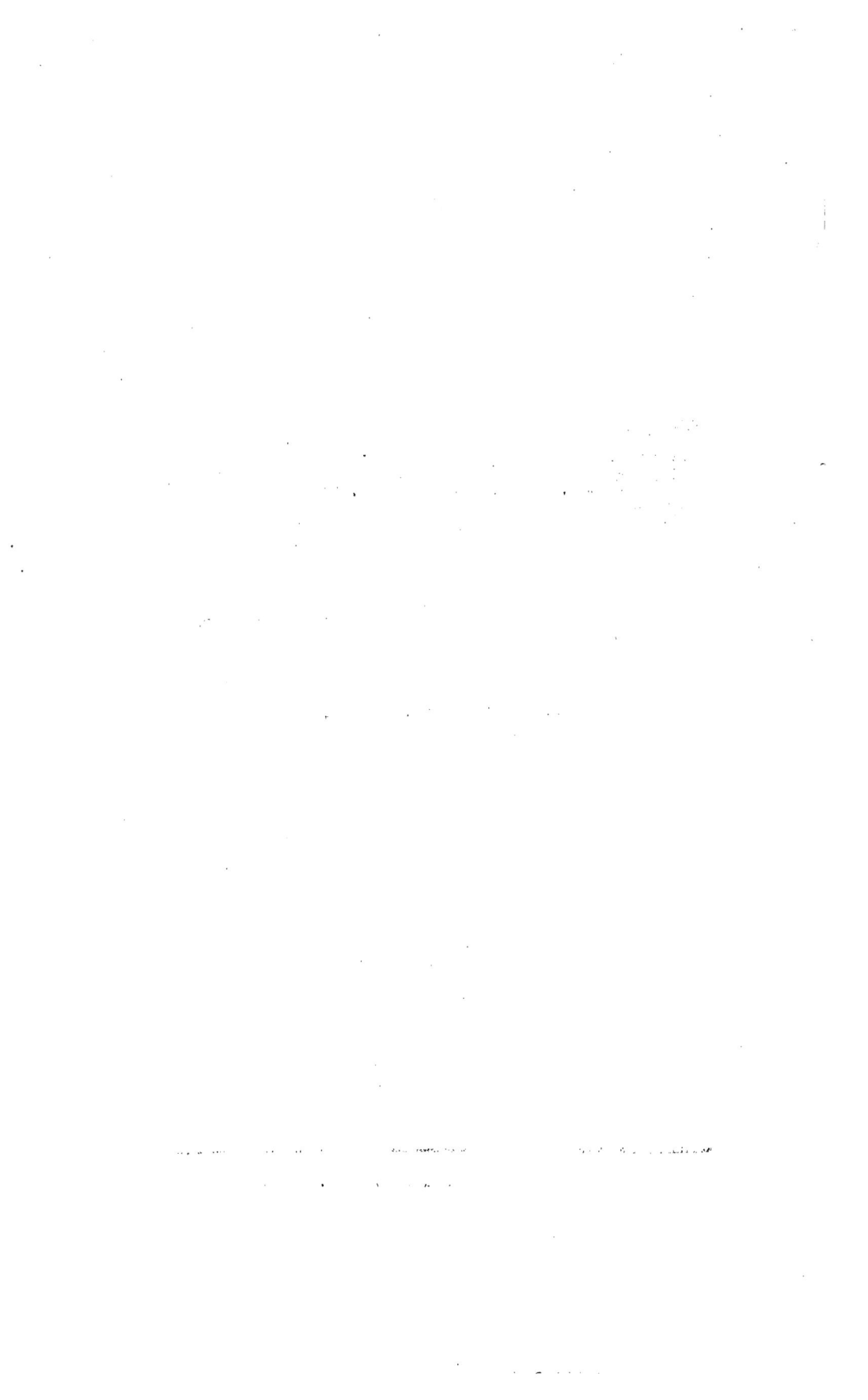

LA PROPHYLAXIE

DES

TUBERCULOSES

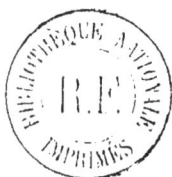

HÉRÉDITAIRES

PAR

LE Dʳ EDMOND SOLLES

MÉDECIN DE L'HOPITAL SAINT-ANDRÉ DE BORDEAUX,
MÉDECIN DE L'ÉCOLE NORMALE D'INSTITUTRICES DE LA GIRONDE,
MÉDECIN DES CHEMINS DE FER DE L'ÉTAT,
EX-MÉDECIN DU 3ᵉ BATAILLON DES MOBILES DE LA GIRONDE (1870),
AGRÉGÉ LIBRE A LA FACULTÉ DE MÉDECINE ET DE PHARMACIE DE BORDEAUX,
OFFICIER D'ACADÉMIE,
ETC., ETC.

BORDEAUX

IMPRIMERIE G. GOUNOUILHOU

11 — RUE GUIRAUDE — 11

1891

PRÉFACE

La maladie tuberculeuse n'a pas de vaccin connu et pour beaucoup de médecins ne saurait en avoir. L'arsenal thérapeutique ancien ou moderne ne contient aucun médicament justifiant de propriétés antituberculeuses. Nous ne possédons aucune médication de la tuberculose. Ce mal n'a donc ni médication, ni médicament spécifiques.

En l'absence de vaccin et de spécifique antituberculeux, en dehors de l'hygiène générale, sociale et particulière, dirigée dans le sens de la plus rigoureuse asepsie et antisepsie, n'y a-t-il rien de plus vraiment efficace à faire pour préserver les générations futures de la transmission et de l'extension continue et effrayante d'un mal qui menace l'existence même de la race humaine?

Nous ne le pensons pas.

Nous regardons comme inutiles et parfois dangereux les efforts des cliniciens éperdûment lancés à la recherche d'un spécifique de la tuberculose. Nous en dirons plus loin les raisons.

Sans vouloir, ici, censurer personne et ôter à qui que ce soit le mérite de cette haute, persévérante et, jusqu'à présent, si inutile recherche, nous avons le droit de dire que l'esprit qui l'anime manque presque toujours de direction scientifique et de base physiologique solide. Nous assistons, depuis longtemps, à un spectacle étrange. Nous voyons essayer contre la tuberculose les moyens les plus variés, les moins justifiés et les plus inattendus! On met en œuvre les drogues et les médicaments les plus récemment découverts par la chimie moderne; on entasse expériences sur expériences. Il semble qu'une seule idée se dégage de ce concours d'efforts : Essayons, essayons toujours! nous finirons par trouver!

Toute cette activité se déploie dans l'espoir qu'un jour ou l'autre on tombera sur le spécifique rêvé et que le hasard heureux des circonstances, aidé de recherches expérimentales nombreuses et variées, fera découvrir le remède de la tuberculose. Tout cela est un peu bien confus et désordonné.

Cette manière de procéder est aveugle, inconsciente de la nature du mal à combattre et manque tellement de principe de direction qu'elle peut durer des siècles sans aboutir. C'est le triomphe de l'empirisme et des recherches faites au hasard. Elle est condamnée d'avance à la stérilité, à l'échec, à un gaspillage de forces actives qui gagneraient à être mieux dirigées. Enfin elle ouvre la porte toute grande aux exploiteurs si nombreux de la naïve et trop confiante crédulité publique.

Il est donc plus que jamais nécessaire de commencer par le commencement. Il nous a paru qu'il fallait étudier à nouveau et de plus près encore le parasite tuberculeux, les conditions générales de sa vie intra-humaine, les diverses phases de son existence, sa genèse, sa reproduction et sa mort, l'influence de chacune de ses périodes sur les tissus vivants qu'il habite. Enfin, les moindres détails de l'histoire naturelle du parasite tuberculeux doivent nous être connus si nous voulons mettre à profit les moments de son existence où il offre prise à notre intervention préservatrice ou curative.

Les moindres progrès en ces matières encore bien obscures avanceront plus la prophylaxie et le traitement tuberculeux que des montagnes d'essais thérapeutiques pratiqués sans discernement et sans orientation scientifiques.

Nous n'avons certes pas la prétention d'avoir complètement résolu le problème de la prophylaxie tuberculeuse, mais nous croyons — l'avenir en jugera — avoir indiqué la voie à suivre pour préserver la race humaine de l'extension héréditaire de la tuberculose. D'ailleurs ce travail appartient à tous et est justiciable de la critique générale que nous sollicitons comme une épreuve nécessaire.

Nous le diviserons en quatre parties.

La première précise nos connaissances actuelles sur le parasite de Koch; elle passe une revue critique des médications ou des médicaments qui ont fait quelque bruit ou joui, dans ces derniers temps, d'une réputa-

tion plus ou moins éphémère. A vrai dire, il faut la
considérer comme une sorte d'introduction, sous forme
de revue, à la deuxième partie.

Celle-ci, qui constitue ce qu'il y a de personnel dans
ce travail, est consacrée à l'étude de la tuberculose
sporulaire et à la conception nouvelle qu'il est permis
aujourd'hui de se faire du processus tuberculeux dans
l'enfance.

C'est ici que nous trouvons les bases de la double
indication de la prophylaxie tuberculeuse chez les
jeunes sujets; épuration sporulaire de l'enfant et résolution des plus récentes fixations tuberculeuses.

L'examen du traitement préventif et sa justification
font l'objet de la troisième partie. Nous y développons
les raisons et les faits qui appuient cette pratique
générale de la prophylaxie tuberculeuse suivante :
*Épurer au moment favorable le jeune corps de
l'homme des germes tuberculeux d'origine héréditaire.*
Le traitement curatif de l'enfant actuellement soumis
à cette médication devient forcément, par la suite, le
traitement prophylactique de l'hérédo-tuberculose de
l'adulte.

Ce traitement peut aussi, croyons-nous, être appliqué
dans les cas de tuberculose acquise chez l'adulte, où
chez l'adolescent, au début même de l'ensemencement
tuberculeux et seulement quand le mal est à l'état cru,
naissant, à l'état submiliaire apyrétique qu'il est si
difficile malheureusement de diagnostiquer toujours
avec précision. Mais sur ce point précis notre expérience ne nous permet pas d'être aussi affirmatif que

pour la prophylaxie de la tuberculose héréditaire dans l'enfance.

La quatrième partie, qui précède les conclusions, est d'ordre documentaire. Elle contient des observations dont le plus grand nombre est tiré de notre pratique.

Elle contient, en outre, la relation d'expériences récentes à l'appui du traitement épurateur microbien.

Cette partie clinique met en lumière l'élimination des germes tuberculeux par les purgatifs et tous les éliminateurs, d'une part, et la résolution, d'autre part, des plus récentes fixations tuberculeuses par la stimulation si profondément résolutive des bains sursalés. Ces documents cliniques confirment cette opinion, si communément acceptée et si peu démontrée, que la préservation de la tuberculose de l'homme est tout entière dans la guérison de l'enfant, qu'il faut délivrer de bonne heure de l'ensemencement tuberculeux héréditaire.

En terminant cette préface, nous remercions la Faculté de médecine de Bordeaux de la généreuse et libérale hospitalité qu'elle nous accorde, et tout spécialement son doyen, M. le professeur Pitres, et MM. les professeurs Jolyet, Figuier et Ferré, qui nous ont, à plusieurs reprises, prêté une partie de leur outillage de laboratoire.

Dr E. SOLLES.

LA PROPHYLAXIE

TUBERCULOSES

HÉRÉDITAIRES

PREMIÈRE PARTIE

INTRODUCTION

L'aventure de M. le Dr Koch, de Berlin, malgré ses cruels mécomptes, n'en est pas moins un fait scientifique de haute portée.

Il a provoqué, en divers pays, une abondante production de traitements nouveaux de la tuberculose.

Il nous a paru utile de passer rapidement en revue les traitements déjà connus et les nouveautés thérapeutiques les plus récentes, dans le but d'éclairer le public sur leur valeur ou sur leur inefficacité, ou même sur leurs dangers. Après cette exposition, le moment nous a paru plus favorable pour dire le point précis où nous en sommes de l'anatomie, de la physiologie et de l'histoire naturelle du procès tuberculeux. A cette occasion, nous exposerons comment il est permis aujourd'hui de concevoir le mécanisme

évolutif de la tuberculose humaine, qu'elle procède
de l'hérédité ou de la pénétration accidentelle de ses
germes dans le corps humain. L'étude de l'évolution
du parasite, l'examen des lésions qu'il détermine aux
diverses périodes de sa vie et suivant le tissu, l'organe
ou l'âge du malade, nous ont conduit à une indication
générale de préservation qui est celle-ci :

*Chasser du corps, dès que sa présence est soupçon-
née, le jeune organisme tuberculeux encore innocent,
ensommeillé et mobile, pour l'empêcher ainsi d'arriver
aux fixations si tenaces et aux irrémédiables lésions
de l'état bacillaire.*

Il résulte de l'observation clinique, aussi bien que
de l'expérimentation des laboratoires, qu'à la période
de l'incubation nous pouvons délivrer l'économie des
spores tuberculeuses et préserver par suite les suspects, les prédisposés et tous ceux que menacent l'hérédité ou la trop facile contamination d'un milieu
social très tuberculisant.

Pratiquement, pendant la première, la deuxième
enfance et une bonne partie de l'adolescence, à cet
âge heureux où le corps humain est un mauvais ou
médiocre champ de culture pour la tuberculose, il faut
mettre en œuvre, et le plus tôt possible, l'action combinée des éliminateurs, en particulier des purgatifs,
des résolutifs, des toniques d'extrême puissance, et
tout spécialement de la balnéation sursalée.

Le mal latent dans l'enfant peut se guérir, et la cure
opérée en ce moment fait la future préservation de
l'adulte.

Expulser, de bonne heure, les germes d'un parasite
qui demeurent longtemps des hôtes innocents et silencieux avant le moment où leur présence et les

essais de leur croissance constituent un grand danger,
est le traitement préventif par excellence.

Telle est l'idée-mère de ce travail.

Il faut considérer ce traitement expulsif comme
l'épuration tuberculeuse du corps humain.

On verra donc à l'application de ce traitement préventif qu'il ne s'agit pas d'une drogue quelconque,
d'un médicament spécifique que personne n'a encore
trouvé et qui n'existe très probablement pas, mais
d'une médication sage, raisonnée, assise sur la nature
des choses, basée sur l'anatomie, la physiologie des
lésions tuberculeuses et sur l'histoire naturelle même
du parasite tuberculeux. Ce traitement simple met à
profit l'immunité relative du jeune âge pour assurer la
vie entière contre les ravages toujours grandissants du
mal tuberculeux.

L'exaltation des fonctions nutritives, le renouvellement rapide et méthodique des liquides et des solides
de l'organisme humain sont les moyens les plus sûrs
et les plus faciles d'assurer l'épuration tuberculeuse
de l'homme, avant l'âge de l'incubation sporulaire.

A une période un peu plus avancée, le traitement
dépurateur, résolutif et tonique en même temps, qui
met en œuvre les purgatifs et l'action si tonique et si
résolutive des bains sursalés, peut encore conjurer les
premières et les plus récentes fixations sporulaires des
muqueuses, des séreuses, des ganglions, du périoste,
des os, des articulations, etc., etc., à cette période des
lésions sporulaires d'origine héréditaire que nous
désignons sous le nom de *tuberculose sporulaire* lente
ou *scrofulose.*

Mais, avant, nous tenons à dire où nous en sommes
actuellement au point de vue des *desiderata* de l'a-

natomie pathologique et de l'histoire des phases de la vie du bacille de Koch, de la radicale impuissance des traitements jusqu'ici proposés et aussi et surtout de la place extrêmement importante qu'il faut accorder au traitement préventif. On ne diminuera sérieusement la tuberculose humaine qu'en travaillant à la préservation de la tuberculose transmissible par hérédité!

Ce qui va suivre est la justification, par le menu, de ce tableau thérapeutique brossé ici à grands traits.

CHAPITRE I

Où en est l'histoire naturelle du parasite tuberculeux. — Agrandissement du cadre des maladies tuberculeuses. — Les associés pulmonaires de la tuberculose.

Depuis 1883, la cause de la tuberculose est connue. Après la démonstration de la contagiosité des tissus malades par notre Villemin, qui remonte déjà à 1865, le parasite raison efficiente du mal tuberculeux fut découvert par R. Koch, de Berlin. Son travail restera comme un monument d'analyse et de sagace et lumineuse démonstration expérimentale.

§ I. — *Où en est l'histoire naturelle du parasite tuberculeux.*

Une fois l'attention éveillée sur le bacille de Koch et ses localisations, l'étude des lésions de tissus qui lui étaient imputables a beaucoup élargi l'anatomie pathologique de cette maladie.

Mais l'étude du parasite lui-même, il faut l'avouer, n'a fait aucun progrès.

Parmi les obscurités qui couvrent encore le bacille de Koch, nous signalerons tout spécialement un point important.

Croirait-on que parmi les savants micrographes et bactériologistes des grands peuples de l'Europe, aucun n'a encore publié un travail magistral sur la sporule tuberculeuse, c'est-à-dire sur la graine d'où procède le futur bacille ?

Aucun d'eux, pas plus en France qu'à l'étranger, n'a présenté des cultures pures de bacilles tuberculeux à cette période de sa vie où il émet ses sporules.

Il n'a encore été donné à personne de distinguer le vieux bacille mort entouré de ses jeunes spores vivantes et libres.

Personne ne peut dire si un même bacille fournit une ou plusieurs générations de spores pendant son existence. L'état parfait du bacille est connu ; son endosporulation n'est que probable et le reste de l'existence du parasite est lettre close. Personne n'a encore trouvé le moyen de distinguer cette spore tuberculeuse des spores des autres bactéries banales ou pathogènes, ni des organismes adultes sphériques ou ovoïdes connus sous le nom de *coques, microcoques,* etc. Dans les tissus et dans les cultures *in vitro* des laboratoires rien ne rend visible, rien ne spécifie encore la spore tuberculeuse.

Pour notre modeste part, nous avons travaillé à cette recherche depuis plusieurs années, mais vainement. Aucune spécificité d'imprégnation colorante, de réaction isto-chimique, d'action thermique ne nous a permis de découvrir les spores tuberculeuses. Nous pensons que tous les chercheurs en sont à cet égard au même point. Ainsi donc l'impossibilité de colorer les spores tuberculeuses dans les tissus, dans les crachats, dans les cultures, nous empêche de reconnaitre l'organisme tuberculeux à son plus jeune âge.

Dans le bacille coloré de nos préparations nous voyons aisément briller des points, mais sans l'éclat et la vive réfringence habituels aux spores connues.

En ces parties claires on ne trouve pas les lignes de contour d'une ou de plusieurs spores, non plus que le point si brillant qui éclaire la partie saillante de leur sphère ou de leur ovoïde.

Aujourd'hui, beaucoup pensent que ces parties éclairées sont des vacuoles vides qui ne possèdent aucune signification physiologique. Nous pensons, au contraire, que ces vacuoles ont une grande importance; nous y trouvons la preuve de l'endosporulation du bacille de Koch, fait commun, d'ailleurs, au plus grand nombre de bacilles.

Pour nous, quand la vacuole devient visible dans le corps du bacille, la spore en est déjà partie et mise en liberté. Il y en a une ou plusieurs, probablement d'extrême petitesse et sûrement d'une composition chimique telle qu'elle n'est pas colorable jusqu'ici; très suffisante raison pour ne la point distinguer, mais raison insuffisante pour nier son existence.

D'ailleurs, que de micro-organismes pathogènes encore invisibles ne nous sont connus que par leurs effets! Je ne doute pas plus de la spore tuberculeuse qui a son bacille connu que du parasite de la rage qui est encore absolument invisible à toutes les phases de sa vie. Nous en dirons autant des organismes de la variole, de la vaccine, de la rougeole, de la coqueluche, etc., etc.

La spore tuberculeuse, par sa petitesse et sa composition chimique, échappe donc à nos recherches.

En histoire naturelle de la tuberculose et dans le traitement préventif de cette maladie, on verra que ce point acquiert une extrême importance. Mais il est inutile d'attendre la solution de ce problème et la démonstration de la spore tuberculeuse pour soigner préventivement la tuberculose. Qui donc aurait le droit d'en vouloir à notre Pasteur de s'être permis de traiter et de guérir la rage avant d'avoir donné l'irréfutable preuve que cette maladie possède un parasite causal?

D'ailleurs, nous verrons plus loin, et par d'autres raisons, qu'il n'est plus permis de douter de l'existence des spores du bacille de Koch.

Nous verrons aussi, au point de vue clinique, combien il est grand temps que la recherche et la démonstration des spores tuberculeuses soient devenues faciles.

§ II. — *Agrandissement du cadre des maladies tuberculeuses.*

Les lésions tuberculeuses ont été mieux étudiées. Ainsi, les grains riziformes des arthrites sont entrés dans le cadre des maladies tuberculeuses. Pareillement un grand nombre de pleurésies sinon toutes, de bron·chites, de broncho-pneumonies, de pneumonies sont souvent le prélude d'une invasion tuberculeuse. La première période aiguë une fois passée, le médecin se trouve, à la suite de ces affections, en présence d'une évolution tuberculeuse que masquaient naguère l'acuité, et cette chose si déplorablement banale et si difficile à préciser qu'on appelle l'*inflammation.*

Mieux que cela : les cystites, les néphrites, les métrites sont très souvent des manifestations tubercu·leuses.

Il n'est guère de région du corps qui ne puisse être le siège de ce mal.

Tout l'ancien répertoire anatomo-pathologique de la tuberculose humaine s'alourdit aujourd'hui d'expres·sions nouvelles. Les gommes torpides du derme et de l'hypoderme, si lentes et si longtemps méconnues, sont désormais entrées dans le giron tuberculeux. L'anatomie pathologique a donc fait des progrès considérables, et on connaît mieux l'étendue du mal.

Plus on s'attache à cette maladie, plus on en voit s'élargir l'envahissement.

§ III. — *Les associés pulmonaires de la tuberculose.*

Enfin, une notion à laquelle nous ne sommes pas resté étranger a éclairé d'un nouveau jour la tuberculose pulmonaire et a ouvert à la thérapeutique des horizons nouveaux.

Le poumon tuberculeux, à une certaine période, n'est pas seulement que tuberculeux. Nous avons attiré l'attention en 1888 [1] sur les associés virulents de la tuberculose pulmonaire, en particulier sur la pyémie, l'érisypèle et la septicémie à forme chronique ou consomption septicémique. Cette notion générale a fait son chemin, et aujourd'hui la plupart des praticiens combattent la septicémie du champ pulmonaire, diminuent l'expectoration, assainissent l'arbre aérien, pour arriver à ce but si désirable de laisser à la tuberculose pulmonaire la marche lente et froide que ce mal possède en général dans tous les organes profonds dans lesquels il évolue à l'abri des promiscuités bactériennes de l'air ambiant. Les résineux en général, tous les dérivés de la créosote, l'iodoforme, l'arsenic et une foule de substances antipurulentes, antiputrides, antiseptiques, ont été dirigés contre les associés pulmonaires de la tuberculose, et nous ajoutons avec un réel profit tout au moins temporaire.

[1] *Congrès de Paris pour l'étude de la tuberculose,* juillet 1888. — Chez Masson, t. I, p. 438.

Nous avons signalé cette particularité des lésions pulmonaires d'être des états complexes, car c'est là qu'est l'un des points essentiels du traitement; ralentir le processus tuberculeux que pressent les organismes pyogènes de l'air, tous ceux que nous connaissons et tous ceux que nous ne connaissons pas, auxquels la tuberculose ouvre la porte du poumon.

La créosote et ses dérivés ont paru d'abord obtenir quelques succès très relatifs et de peu de durée en diminuant l'expectoration des phtisiques; c'est là le seul gain qui n'est pas négligeable d'ailleurs, d'une médication dont l'infidélité et l'inégalité nous ont été démontrées par une expérimentation directe sur des malades des hôpitaux et de la ville. Nous y revenons plus loin.

CHAPITRE II

Vaccination tuberculeuse.

Pour la prophylaxie, nous en sommes toujours aux prescriptions générales de l'hygiène, à la pureté de l'air, aux climats d'altitude, à l'éloignement des malades et des prédisposés du milieu humain de plus en plus tuberculisé et tuberculisant. Mais tous ces conseils sont peu pratiques, inapplicables à la généralité des malades; voilà pourquoi on s'est peut-être adonné — trop exclusivement — à la recherche d'un vaccin tuberculeux ou de quelque remède directement antituberculeux.

La vaccination tuberculeuse, soit par les excreta de la tuberculose, soit par ceux de toute autre virulence plus ou moins antagoniste, n'a encore donné aucun résultat. Nous passons pour le moment l'aventure de la vaccination de M. R. Koch, qui, en se servant de l'extrait simple de la culture tuberculeuse, est arrivé aux lamentables et retentissants échecs que l'on sait.

Il est très vrai que cette lymphe tue plus ou moins le tissu tuberculisé et libère les spores tuberculeuses et les agents virulents naguère si fortement fixés.

Or, il ne faut pas croire que libérer des sporules tuberculeuses ne constitue pas un fait très important. Il est déjà pour nous un résultat, car il prouve sûrement que la culture tuberculeuse prise dans la totalité de ses éléments chimiques ne peut être employée utilement ni comme vaccin ni comme médicament.

Les résultats si négatifs donnés par la lymphe prouvent, en outre, — ce qui était depuis longtemps pressenti, — que la tuberculose n'est pas une maladie à vaccin dans ce sens spécial que son vaccin puisse être emprunté à la maladie elle-même.

Il était bon de connaître les propriétés imprévues de cette lymphe. Son emploi néfaste et regrettable n'empêche pas l'importance de cette constatation et sa valeur utilisable probablement dans l'avenir; nous disons plus loin dans quelles conditions spéciales.

La recherche de la préservation des maladies virulentes indiquées par les travaux de Pasteur devrait aussi être dirigée dans ce sens, si la tuberculose était une maladie à vaccin possible.

Mais nous verrons, sous de légères réserves, qu'il n'en est rien.

Beaucoup pensent que si la tuberculose pouvait par les produits de sa culture fabriquer une substance vaccinale, une première atteinte de ce mal plus ou moins localisé mettrait à l'abri pour un temps à préciser d'atteintes ultérieures et servirait de vaccin.

Sans avoir nettement formulé cette opinion, l'école de Pasteur incline dans ce sens, et nul ne sait encore et même ne soupçonne quelle est la direction imprimée dans le laboratoire de ce savant aux études de la prophylaxie et du traitement de cette maladie.

La tuberculose ne préserve donc pas de la tuberculose; le fait est certain. Cette démonstration vient d'être faite trop en grand par Koch et les partisans de sa lymphe pour qu'un doute soit possible. Cette virulence ne ressemble en rien à la variole et à d'autres qui confèrent l'immunité à ceux qu'elle a frappés.

Nous voyons, en effet, tous les jours, un malade atteint d'une tuberculose locale n'être pas pour cela à l'abri d'une tuberculose ultérieure ; nous voyons même toutes les tuberculoses, et spécialement la pulmonaire, procéder par poussées successives de plus en plus graves et étendues. Ce fait banal constitue l'argument le plus sérieux contre l'existence d'un vaccin tiré de la tuberculose elle-même.

Il en est un autre de même valeur : la tuberculose est indéfiniment réinoculable à l'animal tuberculisé. Au fond, cette réinoculation, que l'on peut facilement pratiquer sur le lapin et le cobaye en évolution tuberculeuse, est une raison irréfutable qui doit faire renoncer à la recherche du vaccin tuberculeux.

Cette expérience, que nous avons faite trois fois, prouve d'abord la non-préservation par la tuberculose de la tuberculose ; elle prouve encore que ce mal est bien local et a pour champ d'action exclusif le tissu où vit la spore ou le bacille tuberculeux, comme nous le verrons plus loin.

A cette période, les excreta microbiens rayonnent à une très courte distance du parasite et ont pour effet de l'enclore et de le limiter en une atmosphère plus ou moins bien fermée, toute faite d'éléments cellulaires très jeunes.

Ce n'est qu'à une période très avancée des lésions tuberculeuses qu'il est possible de faire intervenir l'action générale des poisons microbiens. Plus tard, quand la saturation locale des points tuberculisés est arrivée à son maximum, il est permis d'admettre une résorption des poisons morbides dont l'action s'étend à l'économie entière. Nous verrons combien il est encore douteux que ces poisons soient de nature exclusivement tuberculeuse.

Cependant, il y a trop peu de temps que la bactériologie est devenue une science pour s'arroger le droit de décourager tous ceux qui cherchent dans la voie vaccinale un moyen de guérison. Nul ne peut dire qu'un ou même plusieurs principes chimiques séparés des cultures tuberculeuses ne puissent un jour servir de vaccin tuberculeux. Rien que cette pensée impose la prudente réserve que nous consignons ici. En cette affaire, c'est à la chimie biologique et à l'expérimentation physiologique que reviendra le dernier mot.

CHAPITRE III

Traitements médicamenteux de la tuberculose pulmonaire.

Arsenic, iodoforme, créosote et gaïacol. — Respiration de poussière d'eau tenant en solution de l'acide fluorhydrique. — Injections (lavements gazeux) intestinales d'acide carbonique et de gaz sulfhydrique. — Lymphe ou tuberculine de Koch; sa valeur scientifique et l'appui qu'elle donne à la tuberculose sporulaire. — Transfusion du sang d'un animal réfractaire à la tuberculose, — La cantharide à la potasse.

§ I. — *Arsenic, iodoforme, créosote et gaïacol.*

Nous n'avons rien à dire de la multiplicité des médications et des médicaments de tous genres bien connus et livrés au public sous le nom commun d'*antiseptiques*. Ils font l'objet d'un commerce important et d'une réclame immense, mais leur valeur médicatrice, curative ou préservatrice, est médiocre, sinon nulle.

Il faut faire une exception pour la créosote, l'arséniate de soude et l'iodoforme. Ces trois produits gênent la vie du parasite tuberculeux chez l'homme. Ils en retardent et en immobilisent plus ou moins longtemps l'évolution. Leur caractère saillant est de diminuer l'expectoration des phtisiques et de donner aux autres malades tuberculeux une plus grande somme de résistance. Si l'estomac les pouvait supporter à plus haute dose et plus longtemps, ces trois remèdes allongeraient singulièrement la durée du cycle tuberculeux et prolongeraient la vie des malades.

L'arséniate de soude, notamment, mérite une mention spéciale, car il fait de la chaleur, de la graisse, une respiration plus facile, mais à la condition d'interruptions fréquentes dans son emploi.

La créosote et ses dérivés, l'iodoforme ont une action directe sur les déjections pulmonaires plutôt qu'une action indirecte et nutritive comme les arsenicaux.

Mais, par malheur, ces trois maîtres médicaments ne peuvent s'utiliser à leur maximum que dans les cas de phtisie torpide ou de tuberculose apyrétique. D'ailleurs, si bien disposés que soient les malades pour la facile absorption de ces drogues, leur tolérance n'est jamais assez longue et l'estomac s'en fatigue vite. Ces produits sont si irritants, qu'il faut veiller à la fatigue gastro-intestinale et à l'affaiblissement inévitable de la puissance digestive, fort à redouter dans une maladie si consomptive.

Cependant, nul ne peut affirmer une seule et authentique guérison d'un tuberculeux par l'un de ces trois médicaments, ou par leur association, ou par un médicament quelconque. Il reste de ceux-ci qu'ils prolongent la vie des tuberculeux apyrétiques et peu avancés dont l'estomac a conservé longtemps l'intégrité de ses fonctions.

Nous applaudirions de grand cœur à la substitution de la voie hypodermique à la voie digestive de ces trois médicaments, si leur administration ainsi appliquée avait des effets plus constants, plus durables et plus uniformes. Mais nous nous sommes assurés récemment de la variabilité et de l'inconstance de leur action. Les malades, d'ailleurs, se fatiguent vite des piqûres, de l'inégalité de l'action de ces substances, des indurations sous-cutanées qu'il est difficile d'éviter. Ils subissent, d'ailleurs, bien que plus tard, l'action irritante de ces médicaments sur l'estomac et sur l'intestin, action qu'il faut à tout prix éviter.

§ II. — *Respiration de poussière d'eau tenant en solution de l'acide fluorhydrique.*

Encore un traitement qui fit beaucoup parler de lui et dont il n'est plus question. On lui attribua beaucoup de succès et de demi-succès; puis le silence s'est fait sur son compte. A ce moment, nous voulûmes essayer ce traitement à l'hôpital Saint-André sur des phtisiques de la salle 12. L'Administration mit fort libéralement à notre service l'appareil spécial en gutta-percha et un local où devaient se faire la pulvérisation et la respiration fluorhydriques. Après deux mois d'essais inutiles, nous dûmes y renoncer. Cependant, ce traitement était très en faveur près des malades qui, tout en se traitant, pouvaient causer, jouer aux cartes ou aux dames et oubliaient ainsi la monotonie de la salle commune.

Un des élèves de mon service, M. le Dr Laforgue, aujourd'hui médecin à Bagnères-de-Bigorre, qui avait voulu choisir ce traitement pour sujet de thèse inaugurale, y renonça en présence de la nullité des résultats obtenus.

La respiration de l'acide fluorhydrique ne laissera qu'un souvenir bon à retenir; nous pensions tous que cet acide si énergique, qui attaque le verre, devait exercer une action éminemment corrosive et destructive sur la muqueuse aérienne. Il n'en est rien; le bénéfice le plus net de ce traitement est qu'il ne désorganise pas le tissu pulmonaire et, en somme, est assez bien toléré.

Mais tout le monde n'y a pas perdu; l'acide fluorhydrique et la gutta-percha ont eu un moment de faveur commerciale!

§ III. — *Injections gazeuses d'acide carbonique et de gaz sulfhydrique.*

Nous ne citons que pour mémoire ce traitement singulier tombé aujourd'hui dans un profond et juste discrédit.

M. le Dr Méneau ([1]), autrefois élève stagiaire dans notre service de l'hôpital Saint-André, aujourd'hui médecin consultant à La Bourboule, l'a expérimenté sur neuf malades. Un seul, qui était un phtisique torpide, est resté insensible à cette médication.

Les huit autres ont vu leur appétit se perdre, leurs forces décroître et leur mal s'accélérer. En résumé, ce traitement exerce une action soporisante et dépressive sur les fonctions générales du système nerveux et spécialement sur la nutrition; il est donc engourdissant, anémiant et affaiblissant; il mérite l'oubli.

§ IV. — *Lymphe ou Tuberculine de Koch. Sa valeur scientifique et l'appui qu'elle donne à la tuberculose sporulaire.*

Nous n'avons pas à nous expliquer ici sur les détails encore tenus secrets de la fabrication en grand de la lymphe ou tuberculine de Koch, non plus que sur la barbare prétention de son auteur, de son entourage

([1]) MÉNEAU, *Études cliniques sur l'emploi des injections gazeuses dans le traitement de la phtisie pulmonaire*, in *Journal de médecine de Bordeaux*, mai et juin 1887.

ou de ses conseillers, d'exploiter au profit exclusif de l'Allemagne et contre l'humanité tout entière un pareil remède, en supposant qu'il eût été reconnu d'une réelle efficacité contre la tuberculose.

Nous ne reviendrons pas sur l'inefficacité et les dangers de ce liquide, que nous avons signalés l'un des premiers [1]. Il est d'ailleurs très intéressant, à d'autres titres, que nous tenons à préciser pour nos lecteurs.

Sous l'influence de la tuberculine, Virchow [2] a constaté la prise de possession par l'éruption submiliaire de parties restées jusque-là à l'abri de l'infection tuberculeuse. La tuberculine étend la tuberculose.

Cette mobilisation des spores est, à notre avis, le fait scientifique le plus important qui se dégage de la multiplicité des effets de ce liquide.

Bien que ce produit ne puisse venir en aide à l'humanité pas plus à titre préventif qu'à titre curatif de la tuberculose, il faut reconnaître néanmoins qu'il a mis à jour une propriété imprévue, extrêmement curieuse et de grande puissance, des excreta des cultures tuberculeuses. En altérant la vitalité déjà si réduite des néoplasies périsporulaires ou nodules submiliaires [3] ou amas épithélioïdes [4]; en dissociant à l'aide d'une action proliférante d'extrême énergie en tout semblable à l'inflammation qui peut aller jusqu'à la mortification sur place, la dite lymphe libère les agents tuberculeux de leur encellulement épithélioïde. Elle détruit la fixité des localisations

---

[1] *La Gironde* des 3, 4, 5 décembre 1890. Lettres de Berlin; Dʳ Fisch.
[2] *Société de Médecine de la Charité*. Berlin, février 1891.
[3] Virchow, *loc. cit.*
[4] Grancher, *Soc. biol.*, 1872, et février-mars 1877.

tuberculeuses contre laquelle nous sommes si impuissants. Cet avantage est malheureusement compensé par de graves inconvénients. En vertu de cette délivrance, les spores peuvent envahir d'autres territoires anatomiques jusque-là préservés.

Voici donc une néfaste propriété de mobilisation qui permet de mettre la lymphe de Koch au nombre des agents les plus dangereux de généralisation tuberculeuse.

Cette lymphe est de nature à nous effrayer — comme les faits le démontrent surabondamment — mais, en outre, elle nous paraît suspecte à d'autres points de vue. La tuberculine est-elle une culture bien pure? Est-elle pure de bacilles? Ne contient-elle pas de spores? A ses effets n'est-on pas en droit d'en suspecter la bonne stérilisation? Si Koch se sert de filtre à froid, n'est-il pas permis de supposer que son filtre retient les bacilles et laisse passer les spores? Il faut répondre à toutes ces questions sous peine de laisser sans explication ce double fait si grave : la tuberculine tuberculise les animaux sains et augmente, aggrave et accélère la tuberculose humaine préexistante. Que d'obscurités! D'autre part, cette lymphe est-elle stérilisée à chaud? et à quel degré?

Les spores, là comme pour d'autres bactéries, ne résisteraient-elles pas au degré de chaleur où succombent les bacilles? Ceci est probable et conforme aux faits connus. La tuberculine ne serait-elle pas un liquide ensemencé de spores? Son action tuberculisante s'expliquerait alors à merveille.

Les tuberculisations nouvelles résultant des injections de tuberculine peuvent donc se réclamer d'une double provenance. D'une part, de la mise en liberté

des spores contenues dans les tissus tuberculisés qui
ont subi l'action nécrosique et dispersante du liquide
de Koch ; d'autre part, de l'infection nouvelle directement produite par les spores, toujours invisibles du
champ cultural non suffisamment stérilisé.

Il est, certes, bien difficile d'échapper à ce dilemme
pressant : si la tuberculine est stérilisée à haute tem-
pérature, les micro-organismes tant bacillaires que
sporulaires y sont détruits et les ptomaïnes altérées ;
l'action préservatrice et curative de la lymphe en est
annulée. Si, au contraire, la tuberculine n'est pas
stérilisée à fond, les ptomaïnes y sont respectées et les
germes plus résistants que les bacilles y vivent encore ;
alors l'injection devient tuberculisante de par les
germes ou spores injectés ou phlogistique et pyrétogène
de par les ptomaïnes tuberculeuses conservées. Cette
seconde manière de juger la tuberculine est absolument conforme aux résultats obtenus par tous les
expérimentateurs jouissant de quelque autorité et de
respectabilité médicales, comme MM. Cornil, Péan,
Besnier, Hallopeau, Leyden, etc., etc.

La tuberculine a certainement produit des effets
bien inattendus de son auteur ; R. Koch n'a vu que très
tardivement la dispersion des germes et les fixations
tuberculeuses nouvelles de sa tuberculine.

Très légitimement, on peut comparer l'action de
ce liquide aux inoculations tuberculeuses expérimentales de nos laboratoires qui, toutes, produisent des
tuberculoses miliaires ou sporulaires généralisées plus
ou moins largement.

L'injection sous-cutanée de la lymphe de Koch est
donc un fait complexe ; c'est à la fois une injection de
germes nouveaux tuberculeux et une mobilisation des

germes tuberculeux anciennement localisés chez les
malades soumis à ce traitement; double cause d'infections nouvelles et singulier moyen de guérir les
tuberculeux! En somme, à une phtisie commune et en
période bacillaire, M. R. Koch ajoute par son remède
une granulie plus ou moins aiguë et plus ou moins
généralisée comme celles de notre Empis ([1]). Si donc
les malades ainsi traités par bonheur ne succombaient
pas aux désordres de la nécrose des tissus anciennement tuberculisés et à la dispersion *in corpore* des
spores y incluses, la tuberculine leur fournirait, en
outre, de faciles et nouvelles occasions d'infection
tuberculeuse!

Malgré ces graves reproches si justifiés, la mobilisation des germes restera un fait scientifique important.
Aujourd'hui dangereuse, elle pourra être utilisée
quelque jour. En effet, si une action thérapeutique
quelconque rend un jour l'organisme humain — ne
serait-ce que pour un temps très limité — réfractaire
à l'action des germes tuberculeux et partant à leur
ultérieure fixation; dans ces conditions originales et
encore inconnues mais pas imprévues, la lymphe de
Koch pourrait servir à mobiliser d'abord et à expulser
ensuite — en période réfractaire — les germes tuberculeux.

Mais, y il faudrait une condition essentielle : une
filtration rigoureuse. Il faut que cette lymphe ne contienne aucune sporule de l'organisme de Koch ([2]).

Si donc la lymphe de Koch ne vaut rien actuellement,

([1]) EMPIS. *De la granulie*, etc. Paris, 1865.

([2]) Il serait indispensable de s'assurer si le filtre français de l'invention
de Chamberland, recommandé par Pasteur, ne pourrait remplir ce nécessaire *desideratum*.

il n'est pas dit qu'elle ne soit utilisable plus tard. C'est à ce titre qu'il vaut la peine d'en conserver la fabrication et le souvenir.

Pour le moment, son action prouve et confirme ce point important, pour nous, que la spore voyage, qu'elle voyage plus aisément dans l'organisme humain qu'un globule rouge et beaucoup mieux qu'un globule blanc et mieux encore que le bacille dont elle procède.

Elle nous prouve également que la sporule du bacille de Koch s'immobilise dans les tissus serrés qui ralentissent sa marche et l'arrêtent définitivement à un certain âge.

Les études nécroscopiques de Virchow si rigoureuses et si précises faites sur les victimes de la tuberculine ont prouvé la mobilisation des germes ; elles démontrent par suite que c'est aux points d'arrêt de la spore que se crée le nodule submiliaire ou petit kyste nucléaire dont nous avons déjà parlé. C'est au centre de ce nodule que dort la spore, en attendant un réveil plus complet, une poussée de croissance plus active et ses futures transformations bacillaires.

Plus nous examinons ce sujet, plus nous sommes assurés que l'effort thérapeutique tout entier doit se porter sur l'âge sporulaire de la tuberculose des jeunes sujets.

Le traitement préventif ne peut se proposer qu'un but : mettre à profit la période de vie où la spore est mobile ou mobilisable, c'est-à-dire à peine fixée dans nos tissus pour procéder à son expulsion. C'est là qu'est le nœud de la prophylaxie pour les hérédo-tuberculeux. Il n'est pas au-dessus de nos ressources.

On voit, par ce qui précède, combien il en est tout autrement du traitement curatif qui s'adresse aux

lésions tuberculeuses très avancées. Celui-ci doit
accomplir une triple tàche très malaisée. Il doit,
d'abord, chasser les spores encore mobiles, s'il en
reste; ensuite il doit dissoudre les premiers nodules
nucléaires non encore solidement encapsulés et avant
leur caséification finale; enfin le terme de son action
est la condensation d'un tissu fibreux de plus en plus
rétracté qui clôt le processus naturel de guérison (¹).
Mais nous n'avons à nous occuper ici que du traitement
préventif et nous signalons à titre de comparaison
seulement la facilité relative de la prophylaxie tuberculeuse mise en regard du traitement curatif proprement dit.

C'est le nid épithélioïde et son enkystement qui
donnent au mal sa fixité; c'est le nodule primitif et sa
fusion avec les nodules voisins qu'il faut à tout prix
éviter. C'est là qu'est le but de la prophylaxie du mal
tuberculeux. Au surplus, il est d'autant plus nécessaire
de diriger la pratique médicale dans cette voie, que
nous n'avons pas pour lutter contre les tuberculoses
profondes et étendues ni spécifique, ni vaccin, ni les
facilités de traitement que la chirurgie peut mettre en
œuvre pour les tuberculoses bien localisées et à la
portée de son intervention. On voit donc qu'à propos
de la tuberculine tout un monde d'idées s'élève sur le
mécanisme intime de la tuberculisation.

Avant d'entrer dans l'étude des raisons détermi-
nantes du traitement prophylactique, comme nous
l'entendons, il est bon de jeter un regard rapide sur

(¹) Qui sait si une classe de scléroses de nos grands viscères, comme le
foie et le rein, ne serait pas simplement le résultat de la prolifération
conjonctive déterminée par la vie sporulaire et représentant la fin d'un
processus évolutif tuberculeux ?

les principaux agents thérapeutiques sérieux dirigés jusqu'ici contre la tuberculose, à titre préventif ou même à titre curatif.

§ V. — *Transfusion de sang d'un animal réfractaire à la tuberculose.*

Nous ne faisons qu'indiquer ici, pour mémoire, le traitement de la tuberculose par la transfusion du sang de chèvre ou de tout autre mammifère réfractaire à la tuberculose.

Ces tentatives nous paraissent inutiles et nous les considérons comme de simples traitements toniques, nutritifs, sans valeur spécialement antituberculeuse.

On aura beau transfuser du sang réfractaire à la tuberculose, on ne changera pas les propriétés inhérentes aux solides et aux liquides du corps humain. On ne touchera en rien aux parasites locataires de l'homme, dont le terrain de culture n'est en rien modifié. En regardant de près ce traitement et en lui accordant, sans hésiter, les qualités de tonification et de reconstitution qu'il possède véritablement, on voit que la transfusion est un acte nutritif momentané, très rapide, pratiquement non suffisamment renouvelable, qui ne change pas et ne peut changer la cellule humaine ni ses tendances organiques, non plus que les affinités des tissus humains pour telle ou telle nature d'agents virulents.

Le sang ou son sérum sont des aliments tout digérés, directement et sans effort assimilés. Les tissus humains s'approprient aisément les éléments nutritifs du sang transfusé et rejettent les autres, comme ils le font de tous les matériaux alimentaires soumis à leur influence spécifique. L'utilisation de ces aliments qui n'ont pas besoin d'une digestion préalable stomaco-intestinale doit subir la digestion et l'assimilation cellulaire ; mais ils ne modifient en rien les qualités de la cellule humaine et de tout l'organisme humain. Ce n'est pas le sang de chèvre qui modifie le milieu humain ; c'est au contraire, le milieu humain qui modifie et utilise à son profit ce qu'il y a pour lui de modifiable et d'utilisable dans le sang de chèvre. C'est précisément en raison de cette utilisation que les malades retirent d'une si riche alimentation un profit si remarquable, bien qu'à notre avis, tout momentané.

Nous comprenons sans peine la vigueur plus ou moins persistante que donne à un organisme débilité un aliment de choix, qui ne demande aucune fatigue digestive pour être élaboré et assimilé.

Mais cette méthode, qui peut avoir ses dangers comme toutes les transfusions de sang, ne nous paraît pas dirigée directement contre le mal lui-même : c'est un puissant palliatif, voilà tout ce qu'on en peut dire, jusqu'au jour où une expérience plus longue pourra permettre de porter sur elle un jugement en dernier ressort.

Au surplus, il ne faut pas se laisser aller aux premiers enthousiasmes, car il se pourrait faire qu'avant un an il ne soit plus question de ce traitement.

§ VI. — *La cantharide à la potasse.*

M. Liebreich, à Berlin, emploie la cantharide avec la potasse.

Ici encore, il faut attendre, avant de juger, une exposition sérieuse des faits et le contrôle de l'expérience. On peut mal augurer de ce traitement, dont on a signalé des méfaits sérieux et répétés, tels que des néphrites graves et autres accidents qui prouvent, là comme en d'autres traitements, que l'excitation n'est point une tonification, et que le trouble apporté dans les grands organes ne constitue point un traitement antituberculeux. Avant peu, ce traitement sera abandonné comme tant d'autres, rien ne pouvant résister à l'évidence des faits.

CHAPITRE IV

Traitement des tuberculoses par les eaux minérales.

Les eaux sulfureuses des Pyrénées. — La Bourboule et le Mont-Dore. — Les eaux chlorurées sodiques et spécialement les eaux sursalées de Salies-de-Béarn.

La prophylaxie et le traitement des différents et si nombreux états tuberculeux par les eaux minérales tendent à prendre une importance de plus en plus grande. Nous devons une mention spéciale aux eaux sulfureuses des Pyrénées, aux eaux arsénicales du Mont-Dore et de La Bourboule et, surtout, aux eaux fortement chlorurées sodiques en général et à la spécification du mode et des particularités de leur action.

§ I. — *Eaux sulfureuses des Pyrénées.*

Ces eaux vivent encore sur les résultats obtenus et aussi sur leur antique renommée. Pourquoi ne pas le dire? elles inspirent à d'excellents esprits dépourvus de sentiments de partialité des craintes plus ou moins fondées. Ces craintes sont peut-être exagérées, mais elles reposent sur la difficulté même de préciser avec exactitude et sûreté les indications de ces eaux. Ce qui les rend difficiles à manier, est la stimulation parfois trop vive qu'elles impriment aux inflammations péri-

tuberculeuses jusque-là ensommeillées. Cette stimulation est cependant la raison même de leur efficacité;
elle produit une résorption au moins partielle des
indurations péri-tuberculeuses et amène souvent la
résolution de bronchites des plus rebelles.

Cette action résolutive et d'abord excitante n'est pas
douteuse; mais elle est très suspectée. On la rend
responsable de congestions pulmonaires et même
d'hémoptysies qui, pour les uns, sont un gage d'amélioration et de déplétion pulmonaire et, pour les autres,
une notable aggravation. Pour d'autres, enfin, c'est une
simple et malheureuse coïncidence de poussées tuberculeuses en plein traitement thermal.

Enfin, à tort ou à raison, il passe de plus en plus
dans nos mœurs et nos habitudes médicales de
n'envoyer aux eaux des Pyrénées que des phtisiques
absolument torpides, apyrétiques et point excitables.

Il suffit, d'ailleurs, que l'administration de ces eaux
demande un grand sens clinique, un tact thérapeutique
très fin et une connaissance approfondie du jeu respiratoire de chaque malade, de l'étendue et du degré de
ses lésions et surtout du quantum de stimulation dont
il est capable pour les tenir comme des eaux que,
seule, une main très exercée peut manier avec une
extrême attention. Dans tous les cas, c'est au début et
dans les ensemencements tuberculeux peu étendus
qu'elles sont utilisables pour les malades apyrétiques.

Mais nous pensons que ces eaux peuvent jouer un
rôle préservateur. Nous savons combien est éphémère
l'amélioration qu'elles apportent à l'état de nos phtisiques. Ce qu'il y a, pour nous, de plus sûr dans ces
stations, c'est le climat d'altitude et la pureté micro-

bienne relative de l'air qu'on y respire. C'est un agent tonique qui place l'organisme en état de meilleure résistance.

Mais si les eaux sulfureuses des Pyrénées peuvent être redoutées pour les tuberculeux pulmonaires adultes avec des lésions plus ou moins avancées, il n'en est pas de même pour les enfants menacés et en état de scrofulose. Ici, l'épuration sporulaire, en raison de l'excitation de toutes les fonctions éliminatoires, donne — peut-être à un degré moindre — ces profondes améliorations que nous avons signalées à Salies-de-Béarn et dans toutes les eaux salées.

Les eaux sulfureuses peuvent réclamer cette plénitude de puissance transformatrice sur les jeunes candidats à la tuberculose, sans mélange des regrets et des craintes que nous avons exposés à propos des phtisiques adultes.

§ II. — *La Bourboule et le Mont-Dore.*

Ces deux stations jouent un rôle important dans la prophylaxie et le traitement des tuberculoses pulmonaires et aussi des bronchites vulgaires non virulentes, s'il en existe.

L'arsenic est l'agent principal de leur efficacité, mais il y faut joindre l'action du grand air, de la belle saison, de la campagne et du repos. Cependant moins les bronchites sont avancées dans le procès tuberculeux, plus elles retirent d'avantages de ces eaux. Cependant, on voit, dans ces deux stations, s'améliorer les candidats à la tuberculose; on voit diminuer parfois, à un très haut degré, les imminences morbides qui font d'eux des victimes prédestinées et souvent à courte échéance. La résistance au mal tuberculeux — c'est un fait très appréciable à La Bourboule et au Mont-Dore — est fort augmentée. La largeur de la respiration et l'engraissement y sont très remarquables; enfin ces deux stations donnent dans la phtisie confirmée des périodes d'immobilisation et de rétrocession apparente tellement longues, qu'on a pu croire parfois à des guérisons définitives.

Mais quelle est la loi de ces cas exceptionnellement heureux? Comment préciser les indications de ces eaux aux diverses périodes de la phtisie? Beaucoup pensent, et cela ressort des cas déjà nombreux que nous avons pu observer, que le maximum d'action bienfaisante de ces eaux se produit aux périodes initiales de la phtisie. Elles sont excellentes dans la phtisie pleurale. Il nous paraît qu'elles affermissent davantage la barrière fibreuse qui protège le poumon contre l'envahissement tuberculeux de la plèvre. L'action préservatrice est ici presque inconnue, en regard surtout de l'action sur le mal tuberculeux confirmé et à ses premières périodes avec expectoration abondante. Il serait injuste de ne pas leur accorder une puissance de résolution ganglionnaire qui, bien qu'inférieure à l'action des eaux sursalées, n'en est pas moins très notable.

Il est bien regrettable que ces deux stations ne puissent recevoir des malades toute l'année, mais leur action n'en reste pas moins puissante, incontestée, soit dans le début de la phtisie pulmonaire, soit dans les bronchites vulgaires, emphysémateuses avec extrême expectoration.

Enfin, pour être complet, les tuberculoses cutanées retirent de ces eaux les meilleurs effets.

§ III. — *Salies-de-Béarn et les eaux sursalées. — Leur action
immobilisante, préservatrice et curative. — Modalités de cette
action. — Action préservatrice antituberculeuse.*

Comme action préservatrice de toutes les tuberculoses, nous plaçons, en première ligne, toutes les eaux
très chlorurées sodiques en général et nous recommandons tout spécialement et depuis très longtemps les
eaux de Salies-de-Béarn.

Nulles et même dangereuses pour la phtisie confirmée, cavitaire ou seulement indurée depuis longtemps
et enfiévrée; nulles même pour la phtisie pulmonaire
en général, elles possèdent une action triomphante et
de surprenante efficacité dans les localisations tuberculeuses confirmées encore sporulaires, des jointures,
des os, du périoste, des ganglions, du testicule, des
ovaires, des trompes, de la peau (lupus), etc., etc., et
en général, sur toutes les tuberculoses sauf la tuberculose pulmonaire.

Salies-de-Béarn et toutes les eaux salées jouissent
à des degrés divers de vertus curatives et prophylacti-
ques. Salies-de-Béarn, surtout, possède des propriétés
encore trop peu connues sur lesquelles des observations nombreuses ont été recueillies.

Delarroque, Foix, Lejard, Dupourquet, Marsoô,
Marcadé, Petit, et tous les médecins de Salies, à
l'époque actuelle, ont agrandi le champ clinique de
l'observation et précisé les indications et les contre-
indications de leur maître et aîné, le Dr Foix, qui, le
premier, a mis en évidence les propriétés de la
balnéation sursalée de Salies-de-Béarn.

Le temps nous a manqué, et nous le regrettons,

pour dire en détail la part de chacun dans cette œuvre si intéressante et si profondément utile.

Mais, pour nous, ce n'est pas là, dans ces travaux si estimables d'ailleurs, qu'il est permis de voir la vertu capitale de ces eaux. Leur action dominante, la seule que nous tenions à signaler ici, est d'être préservatrice de l'infection tuberculeuse, en ce sens qu'elle l'immo-bilise et l'oblige à rétrocéder dès son plus jeune âge et s'oppose ainsi à son futur développement.

Aussi, les indications depuis longtemps formulées par Foix, contrôlées et élargies par les médecins de Salies peuvent à notre avis être encore plus étendues. On peut les comprendre dans cette formule plus générale : on doit envoyer à Salies-de-Béarn tous les lymphatiques, tous les scrofuleux, tous les fils de lymphatiques, de scrofuleux et de tuberculeux, spé-cialement les fils de phtisiques et tous ceux enfin qui méritent par leurs tendances personnelles, leur héré-dité et l'état actuel de leur santé d'être considérés comme des candidats à de futures tuberculoses et surtout à la tuberculose pulmonaire.

Plus loin, à propos de la tuberculose sporulaire, nous spécifierons mieux les modes d'action préserva-trice des eaux sursalées.

Nous avons pu voir, notamment à Salies-de-Béarn, revenir à la santé (¹), au mouvement et à toute l'acti-vité de la vie sociale des malades condamnés par la phtisie abdominale, vertébrale, ganglionnaire à une immobilisation complète, en attendant une fin pro-chaine. Nous y avons même vu une jeune fille, pré-sentant tous les symptômes d'une paralysie générale,

---

(¹) Voir les observations page 100 et sq.

revenir enfin à l'intelligence et à la santé, alors que nous-même nous avions jugé son état désespéré.

Ces résultats, que nous avons dû voir pour y croire, sont attribuables à l'action presque exclusive des eaux Salisiennes. De telle sorte qu'après avoir parcouru nos observations et cherché la loi thérapeutique qui s'en dégage, nous pouvons dire . Salies-de-Béarn est de toutes nos stations minérales, chlorurées et bromo-iodurées, la plus puissante contre toutes les tuberculoses, sauf cependant contre la tuberculose pulmonaire confirmée. Si les eaux de Salies perdent de leur pouvoir curatif en présence de la phtisie pulmonaire, en revanche elles jouent un rôle préservateur de grande efficacité dans toutes les tuberculoses, y compris la tuberculose pulmonaire.

Les eaux de Salies-de-Béarn, comme nous l'établissons plus loin, dégagent l'organisme humain des premiers envahissements tuberculeux. Elles ne créent point, à la manière d'un vaccin, un état réfractaire et, suivant le langage de l'Ecole, elles ne confèrent point l'immunité tuberculeuse. Mais, par la simple raison qu'elles guérissent les premières manifestations tuberculeuses d'où procèdent toutes les autres, il est légitime de les considérer comme un moyen à la fois curatif et préservateur. Nous verrons plus loin le mécanisme de cette préservation. Associées aux purgatifs et à divers moyens d'ordre hygiénique que nous exposerons au traitement préventif, les eaux salées et surtout les eaux de Salies arrêtent et résolvent l'envahissement premier et encore tout récent de la tuberculose, à la période que nous appelons *sporulaire* avant son passage aux irrémédiables lésions bacillaires.

Nous étudions plus loin ce merveilleux mécanisme

thérapeutique qui ici chasse les sporules mobiles et les libère de leurs fixations premières et là les enserre, à tout jamais, dans une prison fibreuse, tout en tonifiant un corps délivré désormais des plus menaçantes imminences morbides.

DEUXIÈME PARTIE

―――――

CHAPITRE I

Tuberculose sporulaire, tuberculose bacillaire. — Cycle évolutif du parasite tuberculeux : sommeil, incubation des germes ou état sporulaire; germination ou éclosion; état bacillaire.

Sur les déterminations tuberculeuses jeunes, les eaux salées en général et les eaux sursalées de Salies-de-Béarn en particulier exercent une action résolutive d'une très réelle puissance.

Avant d'entrer dans l'examen des effets si heureux que le praticien peut en attendre; avant de citer nos observations; avant de faire à ces eaux la large part qui leur est due dans le traitement curatif de certaines lésions tuberculeuses et surtout dans le traitement prophylactique de toutes les tuberculoses, il est utile que nous nous expliquions sur ce que nous avons coutume d'appeler la *tuberculose sporulaire* et la *tuberculose bacillaire*. Ces explications préliminaires rendront intelligible le reste de cette étude.

Tout le monde s'entend sur la valeur diagnostique

et pronostique de cet état désigné sous le nom de
scrofulose Tout le monde le considère, avec raison,
comme le premier âge de la tuberculose ou le premier
effet du virus tuberculeux chez l'homme. Ainsi beaucoup d'enfants, sinon tous, parmi les candidats à de
futures tuberculoses, présentent des ganglionnages
variés sous les maxillaires, au cou, à l'aine, etc. Tous
ont plus ou moins des irritations généralement modé-
rées, mais lentes, persistantes et fréquemment répétées des muqueuses diverses des yeux, des oreilles,
du nez, du pharynx, du larynx, des bronches, du
vagin, etc., etc. Ces états, très communs, constituent
l'apanage tout spécial des fils de lymphatiques, de.
scrofuleux et de tuberculeux.

On les considère, avec raison, comme les premières
étapes d'un mal aboutissant très souvent à la phtisie
pulmonaire, à la phtisie abdominale et à toutes les
autres localisations tuberculeuses de haute gravité.
C'est ainsi que se marquent les débuts du mal chez les
enfants disposés à ces diverses aggravations. Il est
entendu qu'on peut arriver à ces graves et larges localisations sans passer par les états préliminaires dont
nous venons de parler. Cela se présente, en effet, mais
plus rarement, chez des sujets robustes, de race
saine, et d'ordinaire plus âgés, sous l'influence des
hasards de la pénétration des germes tuberculeux de
provenance aérienne ou alimentaire. Cette absence de
gradation, ce manque de période de jeunesse et de
longue incubation est l'un des signes qui séparent
nettement la tuberculose héréditaire de la tuberculose
personnelle et accidentelle.

Pour revenir aux enfants menacés, dits *lymphatiques,* qui ne sont que des tuberculeux en puissance,

mais encore sous l'influence moins grave du jeune âge du parasite tuberculeux, leur observation attentive est pleine d'enseignements. Qu'une maladie intercurrente enlève l'un d'eux; vous pouvez examiner ses ganglions hypertrophiés ou ses muqueuses habituellement malades, vous n'y trouverez jamais le bacille caractéristique de Koch. Mais si vous inoculez à des cobayes, à des lapins ou à un singe un fragment de ganglion hypertrophié et non encore caséeux de cet enfant, ces animaux deviendront tuberculeux, bien que ce ganglion ne contienne pas un seul bacille de Koch.

Le singe mourra d'une tuberculose généralisée galopante, qui n'est que la granulie aiguë généralisée d'Empis (¹). Le cobaye succombera à une tuberculose miliaire aiguë, mais un peu moins rapide que celle du singe (²).

Singe et cobaye ne présentent jamais dans les points de leur éruption miliaire les bacilles de Koch. A de nombreuses reprises nous avons constaté chez le cobaye tuberculisé l'absence du parasite causal. Deux fois sur des singes inoculés par nous nous avons vainement cherché le bacille caractéristique. Faut-il considérer la tuberculose zoogléique de MM. Vignal et Malassez comme une forme fruste d'une tuberculose immobilisée à un état intermédiaire entre la spore et le bacille tuberculeux? Nous croyons imprudent de porter un jugement sur ce point, tout en déclarant qu'il y a à revenir sur cette tuberculose zoogléique

---

(¹) EMPIS (S.), *loc. cit.*

(²) Un singe que nous avons ainsi inoculé est mort en trente et un jours de granulie généralisée et sans bacilles, comme un jeune homme succombant au mal d'Empis.

4

qui parait jusqu'ici nettement séparable de la vraie tuberculose classique.

Quant au lapin, lui aussi succombe, mais très lentement, à une tuberculose généralisée d'allure tranquille et apyrétique et avec possibilité d'engraissement.

Ces conditions spéciales de résistance se présentent chez les bovidés et même chez l'homme; mais elles sont surtout [1] particulières au lapin; chez le lapin, elles permettent à l'organisme infectieux de parcourir aisément et sans formes anormales et incomplètes, le cycle entier de sa vie de la spore initiale au bacille terminal.

D'ailleurs, chez l'homme, le nodule gris, transparent de Laënnec, ce point, à peine visible, translucide, qui marque le début de l'éruption submiliaire, comme l'appelle Virchow, ne présente aucun organisme bactérien; le plus souvent même il est impossible de trouver en son épaisseur les formes bactériennes indécises que l'on peut rencontrer dans les grains submiliaires du cobaye expérimentalement tuberculisé.

Ce nodule contient, à n'en pas douter, une ou plusieurs spores, car l'inoculation de ce grain miliaire au cobaye et au lapin inflige la tuberculose à chacun de ces animaux. Chez le cobaye évolue alors une miliaire généralisée d'allure moyennement rapide, qui le tue, au maximum, en trois mois. C'est la granulie de notre Empis.

Le lapin succombe, mais très lentement, à une tuberculose bacillaire plus ou moins généralisée. Dans le poumon, elle procède comme la phtisie humaine et

---

[1] La résistance du lapin à la tuberculose a été mise en lumière. *Congrès de la tuberculose*, 1888 : Dr E. Soiles, *Des inoculations tuberculeuses aux lapins*.

arrive aux irrémédiables lésions cavitaires, *en tout semblables aux lésions pulmonaires de nos phtisiques et très riches en bacilles de Koch.*

Il en faut conclure que le nodule tuberculeux primitif, l'éruption submiliaire, l'induration première des ganglions lymphatiques, la phtisie galopante de nos jeunes gens et les granulies plus ou moins généralisées et rapides de M. Empis sont des tuberculoses sporulaires correspondant aux premières tentatives de germination de la spore jusqu'ici inerte, ensommeillée et toujours invisible. Ajoutons que ces premiers éveils de vie tuent bien plus, quand ils tuent, par l'abondance et la confluence des réactions cellulaires du champ ensemencé que par les qualités nocives des excreta sporulaires, agissant alors secondairement comme ptomaïnes toxiques ou toxines sur l'ensemble de l'économie.

Quand survient l'éruption miliaire de l'homme, il y a, au préalable, un ensemencement invisible de plus ou moins longue date, comme nous le verrons plus loin; c'est le sommeil qui précède l'incubation.

Il en est de même, mais avec une allure plus rapide, dans les tuberculisations expérimentales.

Il serait nécessaire d'établir des nuances dans le parasitisme tuberculeux au double point de vue d'un traitement préservateur et du moment et des agents de son application.

Si donc il fallait fixer les périodes de cette maladie d'après les âges de l'organisme infectieux et les lésions qui leur correspondent, l'embarras serait grand, car cette œuvre est impossible encore. Dans l'état présent de la science, bien qu'elle comporte trop d'obscurités, sa mise au point peut ainsi se formuler :

1° Période d'*incubation;* période silencieuse, certaine, bien que pas démontrée, sans symptômes comme sans lésions, dont le facteur est la spore invisible; *état sporulaire;*

2° Période de prise de vie, éclosion ou *germination* sporulaire qui correspond aux premières localisations et fixations du parasite toujours invisible; *état granulique d'éclosion;*

3° Période *bacillaire* avec lésions massives très apparentes, très graves, avec bacilles visibles et aisément démontrables; *état bacillaire.*

C'est la première période, l'état sporulaire, qui, au point de vue pratique de la préservation, nous paraît surtout digne d'attention.

CHAPITRE II

La période sporulaire.

Le processus de l'hérédo-tuberculose maternelle. — Les tuberculoses accidentelles. — Réveil des spores, lésions sporulaires.

§ I. — *Le processus de l'hérédo-tuberculose maternelle.*

L'état sporulaire de la tuberculose héréditaire, comme nous le concevons dans l'enfance et dans la jeunesse, remonte plus haut que la naissance.

La femme tuberculeuse qui avorte ou qui accouche, se délivre d'un produit déjà tuberculisé. Il ne présente cependant encore aucune modification de tissu apparente ; mais il est déjà ensemencé de germes tuberculeux.

Si vous prenez, en effet, un tout petit morceau du foie de ce fœtus ou de cet enfant et que vous l'insériez sous la peau d'un cobaye, cet animal devient et meurt tuberculeux.

De là, il faut conclure que le fœtus de la mère tuberculeuse était déjà tuberculisé, mais d'une tout autre manière que sa mère. Vous pouvez chercher dans ce foie virulent et contagieux, vous n'y trouverez aucun organisme tuberculeux. Il est certainement tuberculeux et le micro-organisme qu'il contient échappe à tous nos moyens d'investigation. La matérialité si brutale du fait de la contagion du cobaye par ce foie ne permet aucun doute sur la tuberculisation fœtale. Il est inutile d'insister plus longtemps sur les différences profondes qui séparent la tuberculose de cette mère de la tuberculose hépatique de son fœtus. Ici, les grosses et caractéristiques lésions si connues de la phtisie pulmonaire; là, un organe que l'œil, le microscope et l'examen le plus attentif déclarent en état normal. Pour nous, la raison de la contagion de ce foie réside dans l'existence des spores tuberculeuses, non perceptibles encore, qui viennent de la mère. Il s'agit bien ici de spores et point de bacilles, car dans le fœtus vous ne trouvez pas plus de bacilles que de sporules.

Nous rappelons cette expérience dont l'ingénieuse idée revient à M. Hippolyte Martin ([1]), pour appuyer les deux points les plus importants de l'histoire naturelle de l'organisme tuberculeux chez l'homme. Son auteur, pensons-nous, n'avait en vue que la démonstration de l'hérédité tuberculeuse maternelle, mais il a fait — peut-être inconsciemment et du même coup — l'histoire biologique du jeune organisme tuberculeux de Koch. L'inoculation au cobaye du foie du fœtus issu de mère tuberculeuse met en relief cette période de l'enfance du parasite, son âge sporulaire — car il faut lui donner un nom — où rien, pas même le microscope, ne trahit son existence. C'est l'inoculation seule qui démontre le parasite à son plus jeune âge, à l'heure où, pas encore infectieux pour le fœtus qui le porte, il le devient pour le cobaye auquel on l'inocule.

([1]) LANDOUZY et H. MARTIN, *Sur quelques faits expérimentaux relatifs à l'hérédo-tuberculose.* Paris, 1887. (*Soc. de biol.*)

Donc, en dehors de l'hérédo-tuberculose maternelle mise par H. Martin au-dessus de toute contestation, son expérience prouve encore deux points importants. Le premier est l'innocuité et l'invisibilité temporaire chez les enfants et chez les jeunes gens, comme chez le fœtus, des germes tuberculeux. Le deuxième est la disparition, avec l'âge, de cette immunité spéciale à la jeunesse de l'homme. De ces deux faits découle pour le médecin et l'hygiéniste la nécessité d'intervenir, à cet âge, pour mettre à profit cette immunité relative de durée si variable.

Faut-il croire que la mère tuberculeuse, saturée des ptomaïnes tuberculeuses, en sature également son fœtus ; que celui-ci, sous l'influence de cette sorte de saturation vaccinale inévitable, jouirait d'une immunité tuberculeuse qui irait en s'affaiblissant avec l'âge et le protégerait ainsi plus ou moins loin dans la vie ? Enfin n'est-il pas raisonnable de se demander si cette préservation provisoire propre aux jeunes animaux tuberculisables (¹) ne prend pas fin. un jour, pour l'une de ces deux raisons : ou l'influence préservatrice des ptomaïnes ou tuberculines maternelles est épuisée, ou la nature même du terrain humain est disposée de telle sorte qu'il devient, à partir d'un certain âge, favorable à la culture des germes tuberculeux jusqu'alors emmagasinés à l'état silencieux et inoffensif ?

Cette vue séduisante est-elle vraie ? Pour le moment, nous nous rattachons à la deuxième manière de voir et de juger l'immunité native du fœtus, du bébé, de l'enfant et souvent de l'adolescent. Comme nous l'avons expliqué, plus haut, nous ne croyons pas encore au

(¹) E. SOLLES, *Hérédité tuberculeuse chez le cobaye* (*Congrès de la tuberculose*, 1888).

vaccin tuberculeux pris dans la culture *in globo* d'origine tuberculeuse.

D'autre part, l'observation nous apprend qu'on ne trouve, qu'à titre exceptionnel, de jeunes enfants tuberculeux et particulièrement phtisiques, tandis que la foule des adolescents tuberculisés et surtout phtisiques est immense !

Un coup d'œil d'ensemble jeté sur la race bovine met en saillie l'immunité de l'enfance chez ces animaux. Tout le monde sait qu'il n'y a pas grande différence, au point de vue du nombre, entre la tuberculose des bovidés et celle de l'homme. On sait de plus que si ces animaux n'étaient pas livrés d'assez bonne heure à la consommation, le plus grand nombre, sinon la totalité, succomberait à la tuberculose.

Les veaux, les génisses sont en grande majorité exempts de pommelière ; les vaches, surtout les laitières, sont tuberculeuses en très haute proportion.

Il y a là, nous semble-t-il, une évidente période d'immunité, peut-être moins longue que chez l'homme, à laquelle les naturalistes et les médecins n'accordent pas une suffisante attention. Chez le cobaye, nous avons déjà signalé cette immunité relative de l'enfance (1).

La granulie généralisée des jeunes hommes et la phtisie aiguë aussi bien que la granulie expérimentale du cobaye, d'allure moins rapide, trouvent leur explication dans l'emmagasinement et la conservation des spores tuberculeuses dans l'organisme, que celles-ci proviennent de la mère pour son fœtus ou de l'inoculation expérimentale pour le cobaye.

---

(1) Dr E. SOLLES, *loc. cit.*

Pour le jeune homme, les germes accumulés d'avance éclosent d'un seul coup, d'où l'extrême péril ; pour le cobaye, les germes du premier foyer d'inoculation éclosent, se dispersent, évoluent d'emblée sans l'incubation préalable de *l'hérédo-tuberculose*.

Enfin, il n'est pas d'expériences comme l'inoculation au cobaye ou le simple fait de la phtisie suraiguë du jeune homme qui expliquent avec plus de force et d'autorité le nombre infini et l'infinie petitesse des spores tuberculeuses. On peut en juger d'ailleurs à la finesse, à la confluence et à l'étendue des éruptions submiliaires généralisées, aussi bien qu'à la persistante invisibilité des spores tuberculeuses. Ajoutons, enfin, que dans les cas où un jeune homme ou une jeune fille succombent en quinze ou vingt jours, quelquefois en moins de temps, à une granulie sans ensemencements submiliaires suffisamment étendus pour expliquer la fièvre tuberculeuse et même la mort; l'explication de ce paradoxe anatomo-pathologique et symptomatologique se trouve dans la ténuité des germes et des provocations cellulaires dont une partie seulement est accessible à notre vue.

Ces états morbides trouvent ainsi une explication bien en accord d'ailleurs avec la période du début évolutif du mal et la fin du sommeil des spores.

Un jour tout nouveau éclaire donc l'hérédo-tuberculose. L'infection fœtale se fait à travers le placenta. Malgré l'impossibilité de voir la spore tuberculeuse, nous concluons, d'après ces faits, à la réalité de son existence.

En arrivant au monde par une mère phtisique, l'enfant est nécessairement exposé à de futures tuberculoses qui ne sont, en somme, que la continuation d'une évolution bactérienne commencée avec sa propre procréation et dès les ébauches de sa circulation interstitielle et vasculaire. Cette prédestination n'est pas irrémédiablement fatale, mais elle est d'une si extrême fréquence que la tuberculose passe, à bon droit, pour le type le plus certain des maladies héréditaires. D'ailleurs, l'infection tuberculeuse, venue du père ou de la mère, laisse le fœtus, le bébé, l'enfant et souvent l'adolescent en complet repos. Rien d'alarmant ni de nettement saisissable n'attirera l'attention (¹) sur eux jusqu'au jour où la tuberculose apparaîtra subitement et en grand éclat fébrile, ou tout sournoisement en une allure insidieuse et progressivement aggravée. Entre-temps, ce légataire malheureux peut succomber avant l'âge adulte ou à ses confins, et dans des délais très inégaux, à une tuberculisation plus ou moins aiguë d'un ou de plusieurs organes essentiels, *comme si une pénétration récente d'agents infectieux en extrème abondance l'eût brusquement envahi.* Cela se voit dans ces cas trop connus où la tuberculisation méningitique, abdominale, vertébrale, péritonéale, pleurale ou pulmonaire les enlève à la fleur de l'âge. Il ne faut pas croire, et nous insistons sur ce point, à cet envahissement si subit venu de l'extérieur et si généralisé à un ou plusieurs organes ; mais bien plutôt à une germination simultanée des spores tuberculeuses depuis longtemps accumulées dans l'organisme. Encore une fois, ne faites donc pas le procès au coup de foudre qui éclate brusquement, mais bien à l'orage depuis longtemps en silencieuse préparation, à l'incubation de l'hérédité. D'ailleurs,

(¹) Jusqu'au jour où la facile mise en évidence des sporules de l'enfance sera un fait accompli et facilitera un diagnostic précoce.

comment pourrait-on concevoir une pénétration de
germes tuberculeux en aussi grand nombre sur un
être isolé? La cause de cette immense et subtile pénétration de germes sur un individu, si elle venait de
l'extérieur soit par l'air, soit par l'alimentation, exerce-
rait forcément son action sur les bêtes et les gens
et constituerait simplement un état épidémique au
maximum ou endémique au minin um, qui ne concorde
pas avec la réalité des faits. Plus on creuse cette
question et plus on arrive à rendre saisissante la saturation sporulaire tuberculeuse de l'être humain par
la voie héréditaire. Celui-là y échappe qui se délivre
assez tôt de germes transmis; celui-là succombe qui
n'a pu ou su expulser à temps le germe de l'ennemi
héréditaire de la race humaine.

Cet héritier malheureux, *surtout à sa deuxième
enfance,* portera les signes plus ou moins précoces de
sa prédestination; il aura des inflammations plus ou
moins persistantes de presque toutes les muqueuses,
des ganglions irrités et tuméfiés, souvent suppurés, des
éruptions herpétiformes ou érysipéloïdes de la peau et
des muqueuses aux orifices naturels, des abcès froids,
des engelures, du coryza pseudo-continu, des écoulements auriculaires, des bronchites à répétitions, des
écoulements vaginaux, etc., etc , et tout le cortège des
accidents si nombreux et si variés qui sont l'héritage
et l'apanage de tant d'enfants de lymphatiques, de
scrofuleux et de tuberculeux. Ces divers états d'origine
commune, venus du lymphatique, du scrofuleux et du
tuberculeux, constituent des stades morbides nets,
saisissables et de bien plus haute gravité que le simple
ensemencement sporulaire qui les précède et reste
invisible, tout passif encore et ensommeillé, c'est-à-

dire sans action sur la constitution des tissus et des organes.

Nous considérons chacun d'eux comme un premier essai de prise de vie, comme le premier prélude de la croissance de la spore précédant, de plus ou moins loin, l'état bacillaire.

L'éveil desdites spores ou leur première poussée vers l'état bacillaire donne naissance à des maladies très variées de siège et surtout de gravité qui peuvent aller, pour n'en citer qu'un exemple, du ganglion hypertrophié et peu grave à la méningite rapidement fatale.

La gravité de cette période d'éveil tient beaucoup au lieu de l'ensemencement et aussi et surtout à la persistance du travail évolutif. Celui-ci, en effet, peut se contenter d'une poussée et s'arrêter aussitôt pour reprendre a *posteriori*. Que d'enfants qui ne succombent qu'à la deuxième, troisième ou même quatrième poussée évolutive de sporules méningitiques!

Ces affections en surface ou en profondeur se présentent ou évoluent suivant les hasards et la confluence de distribution des ensemencements sporulaires de l'âge fatal. Ainsi, cet enfant si menacé pourra succomber, de bonne heure et exceptionnellement, à une bronchite, à une broncho-pneumonie, à une péritonite, au carreau et à divers modes de tuberculisation miliaire sans bacilles et, en général, dans la seconde enfance ou près de l'adolescence. En effet, le fœtus, le bébé et l'enfant de mère ou de père tuberculeux, bien qu'ensporulés tuberculeusement, jouissent d'une santé relative. Cette immunité peut s'étendre jusqu'à l'adolescence, parfois mais rarement, jusqu'à l'âge adulte.

En acceptant cette loi dans ce qu'elle a de plus général pour l'homme, les bovidés et les familles tuberculeuses de cobayes, il nous paraît légitime de penser que l'économie humaine ne se prête pas également bien à tous les âges à la culture tuberculeuse.

Chez les jeunes de l'homme aussi bien que chez les jeunes bovidés et les jeunes cobayes, tous sous le coup d'une constante menace, la spore vit invisible, non soupçonnée, errante ou plus ou moins immobilisée dans des tissus, attendant, sans troubler d'ailleurs aucune grande fonction ([1]), le moment le plus favorable à son futur développement. La croissance de la spore se fait chez l'homme, à son maximum, au voisinage de la puberté; c'est l'heure où elle s'éveille dans le milieu humain, dont les solides et les liquides lui deviennent désormais un champ de facile culture. Par contre, le fœtus, le bébé, l'enfant sont des milieux favorables au silence et à la conservation de la spore tuberculeuse. Parfois et sous des influences que nous ignorons encore, la spore s'éveille prématurément et prend une vie rudimentaire. Cette poussée ne va pas encore jusqu'à rendre la lésion sporulaire toujours visible et toujours mortelle; mais l'action de sa prise de vie développe déjà autour d'elle-même des éléments anatomiques néoformes qui feront bientôt, par leur accumulation, le nodule primitif et la granulation de l'éruption submiliaire. Mais, en considérant la loi générale de l'éclosion tuberculeuse, c'est à la fin de la deuxième enfance et à la puberté qu'il faut la rapporter, quoique, bien entendu, l'âge adulte

---

([1]) Les spores, par leur nombre, nous paraissent gêner la nutrition des tissus bien avant l'ébauche de leur germination.

et la vieillesse ne soient pas à l'abri d'évolutions tardives.

En général, cependant, ces évolutions réputées tardives et qu'on pourrait croire d'origine héréditaire, ne sont que des tuberculoses accidentelles et presque toutes pulmonaires sur lesquelles nous n'insistons pas.

Avec l'âge changent donc les conditions d'immunité du jeune être humain. L'économie peut être plus ou moins envirulée ou ensporulée. Le quantum de l'ensemencement héréditaire joue donc le rôle le plus important dans les futures tuberculoses. Il explique les variétés d'étendue, de densité et de gravité des futures localisations tuberculeuses. Quand des espaces considérables sont ensporulés, les premiers essais de la vie extrasporulaire se traduisent par des éruptions miliaires plus ou moins confluentes, localisées ou généralisées, et par une réaction générale ou fièvre tuberculeuse. La réaction si locale d'abord des tissus envahis et la réaction générale qui suit, se mesurent à la confluence et à l'étendue des espaces envahis.

Quand, donc, surviennent la phtisie galopante ou la granulie plus ou moins généralisée, il ne faut pas croire à un ensemencement récent si abondant dont la subtile germination, d'abondance profuse, envahirait d'un seul coup tant de points de l'économie ; mais il faut y voir simplement l'éveil simultané de la vie des spores dont le patient était plus ou moins pénétré de longue date.

Plus l'enfant ensporulé devient homme, moins il élimine de spores. Plus l'homme avance en âge, plus rares deviennent ces états d'éclosion soudaine sur de grandes surfaces ; la phtisie aiguë et les tuberculoses aiguës se raréfient pour faire place aux déterminations plus localisées, généralement pulmonaires, à marche plutôt lente que rapide.

Telle est l'explication que nous donnons des tuberculoses suraiguës si rapides, aussi bien que des tuberculoses miliaires plus limitées, à marche plus discrète et plus lente, qui toutes ont un faux air de conquête par surprise soudaine de l'organisme humain par le parasite tuberculeux.

Il n'est pas possible, en effet, d'accepter l'idée d'une formidable armée de spores tuberculeuses pénétrant ainsi d'un seul coup dans l'économie et donnant lieu aux innombrables ponctuations de l'éruption miliaire. En admettant *a priori* cette possibilité, il en résulterait nécessairement une telle facilité d'épidémies et de telles hécatombes humaines que notre terre serait rapidement dépeuplée et que la race humaine en aurait déjà totalement disparu.

Cette considération nous attache encore plus à l'accumulation, au *stockage* des germes tuberculeux paternels ou maternels dans le corps des enfants.

C'est à dessein que, jusqu'ici, nous n'avons pas parlé de l'hérédo-tuberculose paternelle, bien qu'elle ne fasse, pour nous, aucun doute. Il n'a pas été fait à son sujet des expériences de même valeur que celle d'H. Martin pour l'hérédo-tuberculose maternelle. Hallopeau [1] cite bien une expérience de Weigert dans laquelle cet auteur aurait trouvé dans le sperme d'un phtisique des organismes tuberculeux. L'observation journalière de la transmission aux enfants de la tuberculose paternelle ne laisse aucun doute sur ce point. La contamination de l'ovule par la semence

---

[1] HALLOPEAU, *Pathologie générale*, 1887, p. 272.

tuberculeuse et la pénétration du jeune être par les spores paternelles sont encore, bien que certaines, des sujets à l'étude.

Cependant, tout dernièrement nous avons fait deux inoculations positives à des cobayes avec du sperme [1] de phtisique. Tous les deux sont devenus tuberculeux. De plus, le liquide inoculé, préalablement examiné, ne contenait aucun bacille. Encore là, nous avons dû conclure à la présence non démontrable encore de germes ou spores tuberculeuses.

§ II. — *Les tuberculoses accidentelles.*

Les tuberculoses ne sont pas invariablement le fait de l'hérédité. La contagion de l'homme sain peut se faire par sa peau à la faveur d'une introduction virulente sous-cutanée; ce cas est rare. Le plus souvent les germes pénètrent par la voie digestive ou pulmonaire. Ces introductions sont de véritables inoculations naturelles, qui ont leur importance au point de vue spécial qui nous occupe. Cette facilité d'introduction est toute en faveur de la petitesse des germes ou spores tuberculeux, qui de la surface de la muqueuse peuvent si aisément passer dans sa profondeur. Cornil a déjà mis en lumière cette facilité de pénétration [2].

L'introduction des germes par ces deux voies est démontrée. Il y a, sur ces points, des faits et des expériences bien connus sur lesquels nous n'avons pas à insister [3].

---

[1] Dr E. SOLLES, Communication à la Société d'anatomie et de physiologie de Bordeaux. Séance du 6 juillet 1891 : *Sperme tuberculisant du phtisique.*

[2] CORNIL, *Congrès de la tuberculose,* 1888, t. I, p. 259.

[3] CADÉAC et MALET, en France, *Sur différents modes de transmission de la tuberculose (Congrès de la tuberculose,* 1888. Paris, p. 310).

Il est difficile de faire, aujourd'hui, la part de malades qui revient à ces infections fortuites. Dans notre milieu social et surtout urbain, l'hérédité et la pénétration accidentelle des germes s'unissent, s'enchevêtrent et se confondent. Il n'y a guère de reconnaissables que les types très purs de l'héritier tuberculeux ou du tuberculisé accidentel.

Si donc il existe, pour les germes tuberculeux par les muqueuses pulmonaire et intestinale, une si grande facilité d'entrer, la grande affaire pour le médecin et l'hygiéniste sera donc d'assurer la pureté de l'air et des aliments; mais un devoir tout aussi important et d'urgence plus grande leur est imposé, c'est d'activer la sortie de ces êtres virulents par les voies d'élimination qu'elles suivent d'ordinaire, nous voulons parler des déjections intestinales.

Nous y revenons plus loin.

La tuberculose accidentelle n'est pas précédée de la longue période d'incubation sporulaire à laquelle fait suite l'état scrofuleux, lequel aboutit enfin à l'état bacillaire définitivement constitué par les plus graves lésions terminales, caséification, ramollissement et ulcération. L'infection accidentelle, bien isolée de l'hérédité, se distingue aisément par le manque d'empreintes lymphatiques et scrofuleuses antérieures et par l'absence de tout antécédent familial tuberculeux. Ainsi, en pleine santé dans la moyenne de la vie et souvent dans la vieillesse, tel sujet est pris de phtisie pulmonaire, sans antécédents de famille et sans les déterminations ganglionnaires, muqueuses, osseuses, etc., qui précèdent l'état bacillaire chez les sujets lymphatiques et scrofuleux; c'est là de la tuberculose accidentelle. Les exemples en fourmillent et il est très fréquent de voir un mari ou une femme succomber à la tuberculose pulmonaire contractée au chevet du prédécédé (¹).

Cette tuberculose accidentelle pulmonaire paraît d'origine aérienne; mais les autres tuberculoses se peuvent mieux réclamer d'une introduction digestive. Sur ce point, la discussion n'a pas encore pris fin.

Nous n'insistons pas, car toutes ces modalités d'infection sont justiciables de l'hygiène générale, spécialement de l'hygiène alimentaire et respiratoire.

La prophylaxie de la tuberculose héréditaire est le point important que nous avons en vue. C'est dans l'hérédité surtout que gît le mal. C'est en s'attaquant à son origine par la prophylaxie du mal héréditaire que l'humanité peut espérer se délivrer, un jour, des tuberculoses accidentelles et des hérédités tuberculeuses nouvelles qui font de ce mal le fléau de l'humanité. *Delenda Carthago!*

§ III. — *Éveil des spores, lésions sporulaires.*

Volontiers nous concédons que la spore dont il est tant question, en ces pages, n'est point encore ni visible ni directement démontrable, mais elle n'en existe pas moins. Il est plus difficile de la nier que de l'affirmer, si l'on tient compte des faits connus et de la loi si générale de la sporulation des bacilles. D'ailleurs, par ses effets, sa marche, son inoculation, nous acceptons sans hésiter la nature virulente de la rage et de tant d'autres maladies dont l'organisme causal est inconnu, comme la scarlatine, la rougeole, la coque-

(¹) Hérard et Cornil, *La Tuberculose.*

luche, la variole, le vaccin, l'influenza, le cancer et
tutti quanti!

Mais si la spore tuberculeuse échappe encore à nos
agents de coloration, à la vue distincte, elle ne peut
se soustraire à la démonstration physiologique. Nous
pouvons nous assurer de son existence ; pour cela, il
nous suffit que le nodule gris de l'homme (de Laënnec) ou du cobaye toujours exempts de bacilles de Koch
puisse, par leur inoculation au lapin, déterminer des
lésions tuberculeuses très riches en bacilles spécifiques, pour que nous soyons autorisés à affirmer ce
fait important : dans le grain submiliaire qui a servi
de matière d'inoculation existent des spores tuberculeuses et point encore des bacilles.

Pour notre part, nous avons, à de nombreuses
reprises, constaté le fait suivant : des lapins inoculés
avec des grains miliaires de rate de cobaye tuberculisé ou avec des grains de miliaire aiguë de l'homme,
meurent *lentement* de tuberculose généralisée, avec
cavernes pulmonaires très riches en bacilles.

La spore ou les spores du nodule primitif de
l'homme ou du grain de la miliaire du cobaye qui ont
servi à l'inoculation ne contenaient pas de bacilles et
en ont cependant développé chez les lapins inoculés ;
donc le nodule gris et la granulation submiliaire contiennent les germes ou sporules des bacilles tuberculeux. Pour nous, le fait ne laisse aucun doute. C'est,
ici, l'élément sporulaire du parasite qui fait la haute
gravité de la maladie par sa trop facile dissémination.
D'ailleurs, ce fait n'est pas exceptionnel ; voici un
exemple : Cultivez de la lymphe vaccinale de génisse
après l'avoir extraite sous la pustule, par succion avec
pipette irido-platinée stérilisée, et ensemencez divers

champs de culture; vous obtiendrez ainsi des cultures; la liqueur vaccinale ne contient cependant aucun
bacille ni spores visibles. Vous en pouvez conclure à
l'état sporulaire de l'organisme vaccinal dans et sous la
pustule en même temps qu'à l'action virulente spécia-
lisée et cantonnée à l'âge sporulaire du parasite vaccinal.

Pareille chose se passe pour la sporule tuberculeuse
qui nous paraît la grande coupable en virulence tuberculeuse et plus coupable que son bacille, puisqu'elle
n'a pas besoin d'arriver à son adulte développement
de bacille pour provoquer des lésions de la plus haute
gravité. Nous pensons même que beaucoup de maladies éruptives, sinon toutes, peuvent se réclamer de
l'action spécialement pathogène des spores. En l'état
présent de nos connaissances que d'organismes pathogènes qui ne sont visibles qu'à leur état bacillaire!
Leur histoire, leur culture, la série cyclique de leurs
états successifs présentent une lacune, c'est leur état
sporulaire qui nous échappe le plus souvent de par
l'impuissance de nos moyens de recherche.

En ce point la lumière a besoin de se faire; il faudra
quelque procédé de mise en évidence des sporules
pour en finir avec ces inconnues regrettables. Au
surplus, la règle de l'endosporulation des bacilles est
tellement générale qu'il est très difficile de croire que
le bacille tuberculeux lui échappe.

Nous omettons la reproduction par scissiparité qui
nous paraît être plutôt un procédé de vieillissement,
d'usure et de nécrobiose qu'une reproduction normale;
d'ailleurs, pour le bacille tuberculeux elle réclame
une démonstration qui ne ferait que reculer la difficulté sans la résoudre.

En attendant, les lésions premières de l'infection

tuberculeuse nous paraissent répondre à la période d'invisibilité des spores des bacilles de Koch.

Chez l'homme comme chez tous les animaux tuberculisables, la spore peut entrer, circuler, sortir ou se fixer provisoirement ou de façon permanente. Chez l'enfant, les dangers de sa présence sont au minimum et cette spore, bientôt virulente et mortelle, se comporte dans ce jeune champ de culture qui lui est impropre comme la spore d'une bactérie banale.

Le danger consiste dans les qualités nouvelles que va bientôt acquérir par l'âge le milieu ensemencé, dans les changements du support, dans les arrêts et les accumulations sporulaires en certains tissus.

Quand l'enfant s'approche de l'adolescence et l'adolescent de l'âge adulte, par ce fait ils offrent à la spore qu'ils recèlent les meilleures conditions de culture.

Celle-ci s'éveille alors et ses premières tentatives d'existence extrasporulaire coïncident avec les premières lésions anatomiques submiliaires et miliaires que tout le monde connait.

A cette première mise en jeu de l'énergie vitale de la spore correspondent l'irritation des diverses muqueuses, les expressions anatomiques miliaires et les premières indurations. Parmi celles-ci, l'induration ganglionnaire apparaît l'une des premières, bien qu'elle soit presque toujours subordonnée à un ensemencement sporulaire antérieur de surface et de voisinage. Ce milieu ganglionnaire est l'un de ceux qui réagissent le plus facilement sous l'influence sporulaire tuberculeuse. Dès qu'on aperçoit l'endolorissement obtus, l'induration permanente, l'hypertrophie habituelle des ganglions et la facile multiplication des adénites, précédés des si tenaces irritations de diverses muqueuses, on est en droit d'affirmer l'ensemencement sporulaire tuberculeux.

D'ailleurs ces ganglions sont inoculables et tuberculisent les animaux.

Heureusement, ces éveils des spores congénitales sont incomplets, partiels et leur lésions sont curables !

Beaucoup d'enfants ne présentent que ces premières manifestations ; mais dans cette voie que d'autres vont jusqu'à la fin de ce processus !

Beaucoup d'adultes sont immobilisés aux lésions sporulaires de l'enfance et portent dans la vie les signes non équivoques de ce lymphatisme qui n'avance ni ne rétrocède. Ils forment une classe nombreuse de maladifs, de délicats et de valétudinaires qui feront souche de tuberculeux. Telle est l'évolution incomplète de la tuberculose immobilisée à sa première période de vie extrasporulaire, un mot la caractérise : la scrofulose.

A l'évolution continue, lentement progressive et complète de la spore vers l'état bacillaire, correspondent les lésions massives si connues, les indurations plus ou moins larges, leur ramollissement central, les ulcérations caséeuses terminales et enfin la déchéance de la consomption.

Il va de soi, et c'est presque banal de le dire, que l'âge, l'organe atteint et la structure des tissus ensemencés impriment des allures spéciales aux lésions tuberculeuses.

Après cette vue d'ensemble sur ces phénomènes intimes, on comprend l'importance de la distinction à établir entre la période silencieuse de la vie des spores, leurs premières ébauches d'évolution et le cycle complet de leurs états divers jusqu'à l'état bacillaire.

Il nous apparaît clairement que tout l'effort de la

prophylaxie doit porter tout spécialement sur l'âge sporulaire de ce parasite si insidieux et si répandu. A ce point de vue tout pratique, il est permis de faire de la *tuberculose sporulaire* une entité morbide justiciable d'un traitement préventif efficace. Nous verrons plus loin que, sous le nom de tuberculoses sporulaires précoces et lentes, nous comprenons des lésions curables et que la guérison des états sporulaires du jeune âge est le meilleur traitement préventif des tuberculoses futures de l'adulte.

CHAPITRE III

Les tuberculoses sporulaires.

La tuberculose sporulaire suraiguë, aiguë ou miliaire aiguë, ou granulose ou granulie aiguë. — Mode d'action, mécanisme de la mort. — Tuberculose sporulaire lente, granulose ou granulie froide et chronique ou scrofulose.

Au point de vue exclusivement clinique de leur gravité et de leur allure, les lésions sporulaires tuberculeuses se divisent en deux groupes d'inégale importance numérique. Entre eux, les différences sont profondes et chacun se rapporte à un type précis.

Entre ces deux points extrêmes, il existe une série d'états intermédiaires qui font les nuances et les degrés variés de ces personnifications cliniques.

§ I. — *Tuberculose sporulaire aiguë, granulose ou granulie aiguë; mode d'action et mécanisme de la mort.*

Le premier groupe comprend les lésions sporulaires rapidement mortelles, comme la tuberculose suraiguë et aiguë de l'homme, du singe, des bovidés, des cobayes et très sûrement aussi des oiseaux.

Au fond, toutes ces expressions aiguës sont identiques à la granulie de l'homme découverte et si bien décrite par Empis ([1]). Elles ne diffèrent entre elles que

_____
([1]) EMPIS, *loc. cit.*

par le siège, l'étendue et le degré de rapidité de leur évolution. Miliaire aiguë du poumon, phtisie galopante, granulie aiguë généralisée ou partielle, sporulie aiguë de tel ou tel organe sont, chez l'homme et chez les animaux, les désignations multiples d'un même mal, venu spontanément ou artificiellement provoqué. Les caractères communs qui les rapprochent sont la gravité et la rapide évolution dans une même donnée anatomo-pathologique : la granulation submiliaire et miliaire.

La méningite aiguë des enfants et des adolescents, la phtisie pulmonaire suraiguë des adolescents, hémoptoïque ou non, la granulie généralisée aux méninges, à la plèvre, au poumon et au péritoine, sont les types de ce groupe et font le désespoir de la thérapeutique.

Nous ne pensons pas qu'une incertitude puisse planer encore sur le mode d'action et le mécanisme de la mort dans les cas précités. Le semis, si confluent d'ordinaire, des éruptions miliaires à l'état naissant tue beaucoup plus par son abondance, par la gêne mécanique de sa présence dans des organes essentiels, par la congestion et les désordres circulatoires, que par l'intervention et l'action concomitante de ptomaïnes, toxines ou excreta vénéneux produits par l'élaboration nutritive des spores tuberculeuses.

Tel est le jugement que tout d'abord on est enclin à porter sur le mécanisme de la mort sous l'influence des éruptions miliaires. Plus discrète et limitée est cette éruption, plus modérée est la réaction fébrile générale. Ainsi vont les choses, quand chez l'homme, au sommet du poumon droit, naissent les premiers nodules gris à peine visibles de l'éruption tuberculeuse; ce fait, cependant si grave, peut passer inaperçu du malade comme du médecin.

Chez les bovidés, il faut longtemps, et souvent on se trompe, avant de diagnostiquer avec certitude le mal tuberculeux, tellement, à l'âge sporulaire, la réaction générale peut manquer et aussi l'influence de l'empoisonnement microbien.

Nous dirons, plus loin, que l'effet toxique de la spore tuberculeuse est tout à fait localisé et ne nous paraît déterminer que des lésions mécaniques jusqu'à l'apparition des bacilles.

Dans tous les cas, le délabrement de l'organisme dans les périodes de crudité et d'induration à forme aiguë est et demeure encore plus explicable par l'état local que par une septicémie tuberculeuse précoce telle que nous la trouverons dans les formes plus avancées du processus tuberculeux.

Tel est le premier groupe de ces tuberculoses sporulaires aiguës que nous attribuons aux premiers degrés de l'évolution de la spore déjà ensemencée dans les tissus. C'est surtout cet ensemencement primitif, d'où qu'il vienne, qu'il faut prévenir.

§ II. — *Tuberculose sporulaire lente, chronique, ou scrofulose,*
ou granulie froide et chronique.

Lesecond groupe comprend cette interminable liste de lésions qui marchent lentement et mettent très rarement la vie en un péril imminent. Elles sont spéciales à la première et à la deuxième enfance et à l'adolescence. Elles se font rares à l'âge adulte et sont nulles dans la vieillesse. La multiplication de leur siège est surprenante; elles sévissent spécialement sur les muqueuses, la peau, les séreuses, les ganglions, l'ovaire, le testicule, les articulations, le périoste et l'os. Les muscles sont à l'abri de leurs atteintes.

Elles affectent une marche insidieuse, lente, apyré-tique; elles ne rétrocèdent jamais que peu après leur naissance. Elles se fixent avec une déplorable facilité. Presque dès leur première apparition leur allure est sous-aiguë ou même chronique d'emblée. Cependant elles peuvent s'atténuer et guérir définitivement. C'est à la condition expresse que les spores qu'elles contien-nent n'aient pas encore provoqué de nucléations trop épaisses, très enkystées, et atteint l'âge adulte bacil-laire. Ces dernières lésions sont irrémédiables quand il s'agit des organes profonds échappant à une facile intervention chirurgicale.

Ceci est particulièrement vrai pour le poumon, dont la tuberculisation atteint son maximum de gravité quand, sans un encombrement pulmonaire suffisant pour déterminer l'asphyxie, surviennent la caséifica-tion, le ramollissement et l'ulcération.

C'est ici qu'est pour le phtisique le grand danger, c'est-à-dire le libre passage ouvert par les trous pulmo-naires à tous les ensemencements aériens.

Les associés bactériens de la tuberculose pulmonaire donnent à la phtisie, comparée à toutes les autres tuberculoses plus closes et plus isolées, une gravité vraiment exceptionnelle. Ne voyons-nous pas souvent des phtisiques, malgré leur ensemencement pulmo-naire indéniable, rester encore frais et roses et jouir d'une bonne santé? Celle-ci ne décline visiblement que quand le champ tuberculeux s'est agrandi; elle s'altère surtout quand le poumon est entamé et quand la porte en est ouverte à toutes les promiscuités microbiennes de l'air. C'est alors qu'apparaissent les complications si rares aux périodes non ulcératives, la fièvre consomptive continue, la fièvre vespérale pseudo-intermittente, les sueurs profuses, les diarrhées ultimes, tous symptômes attribuables à l'absorption et à l'élimination des poisons tuberculeux et aussi aux excrétions des associés microbiens de la tuberculose pulmonaire. La septicémie pulmonaire, de par la tuberculose et ses associés virulents, met l'organisme en une continuelle lutte. L'absorption et le rejet des poisons microbiens pulmonaires qui se forment dans les cavités putrides du poumon usent rapidement l'organisme. Le phtisique passe ainsi par une série d'empoisonnements successifs qui diminuent sa résistance et hâtent sa fin. En ce point l'obscurité est épaisse. On le voit bien aux questions suivantes qui restent encore sans réponse et qu'il serait bon de donner comme sujet d'étude et de concours :

Quels sont les associés virulents, microbiens ou non, de la tuberculose pulmonaire?

Quel est le rôle isolé de chacun d'eux?

Quel est le plus nocif?

Quel est l'effet de leur culture sur les animaux?

Quel est l'effet de leur synergie pathogène?

Quelle est la toxine qui fait la fièvre vespérale, les sueurs et les diarrhées de nos phtisiques?

Est-ce bien la tuberculine seule qui développe cet ordre de symptômes ou bien sont-ils imputables aux toxines des associés virulents pulmonaires de la tuberculose?

L'analyse bactériologique des associés virulents de la tuberculose pulmonaire, leur culture et l'analyse chimique des excreta de chacun d'eux et enfin l'expérimentation physiologique peuvent seules éclairer ces divers points si complexes et si utiles à connaître.

Il semble que la gravité des sporulies aiguës ou tuberculoses sporulaires aiguës tienne plutôt à l'espace envahi, à l'importance des organes atteints, qu'à l'action secondaire des toxines tuberculeuses. Au contraire, dans les tuberculoses lentes ou sporulaires à marche froide et chronique, il faut tenir compte des associés bactériens et des excreta toxiques qui se forment dans les cavernes pulmonaires, ou dans des bronches qui ne se vident plus aisément, ou dans toute autre localisation tuberculeuse accessible aux bactéries de l'air. Bien que des organismes pyogènes, phlogistiques, septicémiques, chromogènes et aromatiques et tous pathogènes, aient été trouvés dans le champ pulmonaire du phtisique, en la compagnie du bacille tuberculeux, surtout dans les excavations, il est encore impossible de dire quel est l'agent qui s'oppose le plus à la cicatrisation pulmonaire. L'asepsie si désirable de pareils poumons ne se peut faire encore que par la respiration dans des climats d'altitude privés des germes dont l'action incessamment renouvelée fait la consomption plus ou moins rapide des phtisiques.

En granulie aiguë la mort survient surtout par l'abondance de l'éruption miliaire ; en granulie chronique elle est attribuable à l'infection par l'absorption pulmonaire des ptomaïnes associées des clapiers virulents du poumon. Ici, la tuberculose prend-elle une part prépondérante par sa tuberculine ? Nous ne le croyons pas, en raison même de l'absence des nécroses et des inflammations d'extrème intensité que Koch lui-même attribue à l'ensemble des excreta tuberculeux. Comme tout cela est encore obscur !

CHAPITRE IV

Physiologie pathologique.

Introduction, voyages, immobilisation provisoire, immobilisation permanente, élimination des spores tuberculeuses. — Influence de l'âge sur l'élimination sporulaire. — L'expulsion des germes chez les jeunes est la base du traitement préventif des tuberculoses.

§ I. — *Introduction, voyages, immobilisation provisoire, immobilisation permanente, élimination des spores tuberculeuses.*

Nous venons de le voir, entre la mère *tuberculeuse* et son fœtus la cloison placentaire qui les sépare ne laisse passer que des sporules.

Nous pouvons également ajouter que les placentas des mères-cobayes tuberculisées ne contiennent pas de bacilles de Koch, que les spores tuberculeuses n'y sont pas plus visibles que dans le nodule humain, le grain miliaire du cobaye ou le foie du fœtus d'une femme tuberculeuse.

Quand l'enfant naît, sa pénétration tuberculeuse est un fait accompli. Son *ensporulement* est plus ou moins abondant suivant la richesse, l'étendue, la durée et l'âge des lésions maternelles. Lancé dans la vie et séparé de son support infectieux, ce qui met fin à son ensemencement tuberculeux, cet enfant éliminera ou non ses spores tuberculeuses. Il deviendra ou non tuberculeux, suivant qu'il gardera ou expulsera les germes maternels. Les degrés de son mal futur seront proportionnés à son degré d'ensporulement.

Les spores pénètrent donc l'organisme humain, cela est certain, par la voie fœtale, par la voie digestive et par la voie pulmonaire.

L'introduction placentaire a été mise en lumière, nous l'avons déjà dit, par H. Martin. L'introduction par les voies digestives ne laisse plus de doutes après les travaux de Cadéac et Malet ([1]). Ces auteurs ont démontré clairement, par une sagace et très simple expérience, que la pénétration du virus tuberculeux se faisait aisément par la voie digestive, chez les animaux tuberculisables.

Dans une cage, ils placent des cobayes en compagnie d'un cobaye tuberculisé. Une autre cage toute voisine de la première contient aussi des cobayes tous sains. Ces animaux reçoivent une même nourriture et respirent le même air. Ceux de la première cage succombent tous à la tuberculisation; ceux de la deuxième cage continuent à se bien porter. De part et d'autre, il y avait même air, même alimentation, mais il n'y avait pas cohabitation. C'est là qu'est le nœud de l'expérience.

Pour peu qu'on y regarde, en voit que c'est avec ses rejets fécaux et urinaires que le cobaye malade a *envirulé* ses voisins immédiats, par la contamination préalable des aliments communs exposés à ses souillures. Le seul enseignement qui ressorte de l'expérimentation ainsi dirigée est bien celui-ci : Le cobaye malade de la première cage souille de ses déjections virulentes la cage et les aliments de ses codétenus.

([1]) *Loc. cit.*

En Allemagne, Hahn avait déjà fait une expérience très probante et dans ce genre, bien qu'avec moins de rigueur expérimentale. Dans une cage habitée par plusieurs animaux tuberculisables, il place des matières tuberculeuses desséchées, soit crachats de phtisiques, soit morceaux de poumons tuberculeux. Tous ces animaux meurent tuberculeux. Remarquez que les animaux de ces deux expérimentations ne succombent pas à la tuberculose spéciale d'un organe, mais bien à une tuberculose généralisée qui débute par les organes abdominaux et en particulier par la rate. Jusqu'ici, on ne peut, en effet, déterminer expérimentalement une tuberculose uniquement pulmonaire ; on ne fait que des tuberculoses généralisées.

Un double résultat se dégage de ces leçons de choses : les germes tuberculeux pénètrent avec les aliments et sont éliminés par les déjections intestinales. D'un même coup la démonstration est faite pour l'entrée et pour la sortie de l'agent infectieux.

Entre le cobaye que nous tuberculisons par la peau et celui qui devient tuberculeux par l'intestin au voisinage de son codétenu tuberculisé, il n'y a aucune différence essentielle. La vitesse de l'évolution et la porte d'entrée du virus font uniquement les différences.

Enfin, si nous comparons la tuberculose héréditaire du cobaye à celle de l'homme, nous voyons que des deux parts l'enfance est respectée, un certain temps, parce qu'elle est réfractaire et qu'aux confins de l'âge adulte l'organisme du cobaye, aussi bien que celui de l'homme, acquiert les qualités propres à la culture des germes jusque-là inertes, sans vie apparente et sans action visible sur les tissus des animaux sporulifères.

Chez le singe, chez le cobaye, chez l'oiseau ([1]), l'infection expérimentale va très vite. L'infection est rapide en raison des affinités électives de ces animaux pour la tuberculose. Nous avons pu suivre ainsi une famille de cobayes tuberculisés ([2]); tous les petits ont succombé après le premier âge. Tous ont présenté des lésions ganglionnaires; l'un d'eux a eu une ostéo-périostite du maxillaire supérieur. Dans ces cas, deux caractères constants doivent être signalés : l'absence de bacilles spécifiques et l'uniformité des lésions sporulaires, ou éruptions submiliaires et miliaires.

De par tous ces faits, chez les animaux et chez l'homme, l'entrée et la sortie des sporules tuberculeuses nous paraissent suffisamment démontrées.

Incubation. — L'introduction, les voyages, les arrêts provisoires ou permanents des spores dans le corps humain forment la longue période de l'incubation. Comme toute incubation des maladies infectieuses, elle ne se trahit par aucun signe bien précis. Ce sera un progrès immense à réaliser, dans l'avenir, que de déterminer à l'avance, *avec certitude,* si tel ou tel enfant suspect par lui-même ou simplement par son origine est oui ou non en préparation de tuberculose, c'est-à-dire en période muette d'incubation ([3]). L'examen direct des matières fécales, leur inoculation aux animaux, leur mise en culture demandent des applications nouvelles, plus positives et plus faciles pour

([1]) L'organisme de l'oiseau ne se prête pas aux amas nucléaires; il n'est pas d'animal p'us réfractaire à la miliaire; aucun ne d 'montre mieux que lui la mobilisation des sporules inconnues et des bacilles connus.

([2]) Dr Solles, *Hérédité tuberculeuse du cobaye (Congrès de la tuberculose,* 1888).

([3]) Voilà une question à mettre au concours! Nous la recommandons au Congrès de la tuberculose.

réaliser ce progrès nécessaire. Nous n'insistons pas sur les services que rendrait un diagnostic porté au seuil de l'existence. C'est bien, ici, dans la recherche et la démonstration facile et précoce des germes tuberculeux que réside la brillante et éminemment utile destinée de la bactériologie!

La prophylaxie aurait ainsi un guide précieux dans un diagnostic certain et précoce. Prévoir par le diagnostic de l'incubation la plus ou moins prochaine éclosion ou éruption tuberculeuse, c'est donner à la prophylaxie sa raison d'être ; c'est indiquer l'opportunité et la nécessité de son intervention ; c'est enfin l'institution d'une méthode abortive, thérapeutique nouvelle, qui, avec les vaccins, suivant les cas, doit devenir la médecine de l'avenir.

Éclosion. — C'est le premier éveil de la spore. Ce début de vie ne constitue le plus souvent qu'une ébauche timide et vitement ralentie de la vie germinative de la spore. Cet éveil correspond à l'éruption submiliaire et aux plus jeunes noyaux d'induration des tissus sporulifères. C'est à ce moment que se constitue la première fixation tuberculeuse ; c'est le premier fait apparent imputable à la spore, c'est-à-dire la lésion sensible, la création anatomo-pathologique nouvelle que provoque dans les tissus la sporule tuberculeuse qui prend vie. Suivant l'étendue, les localisations, la confluence, cette éruption met en mouvement une symptomatologie encore pleine d'obscurités, aisément confondue avec la symptomatologie d'autres maladies de nature également infectieuse (¹).

(¹) La fièvre typhoïde et la granulie généralisée à ses débuts, par exemple.

Il n'est pas de période plus variable en gravité et en rapidité d'évolution. Rapide ou non, dans son allure, l'éclosion est une prise de possession parasitaire des tissus qui n'offre qu'avant elle ou qu'à ses débuts une prise à l'intervention du médecin. La fixité est son caractère alarmant et témoigne hautement de la nécessité d'une thérapeutique qui prévienne cette immobilisation néfaste contre laquelle tous les moyens mis en œuvre, jusqu'ici, sont restés impuissants.

Les premières fixations sporulaires, dès leur début, ne sont heureusement pas toujours aussi tenaces ni aussi insolubles que par la suite; souvent elles peuvent disparaître.

Le fait anatomique de leur naissance nous échappe le plus souvent, mais cependant il nous est permis d'assister à des fixations tuberculeuses premières, suivies bientôt de résolution. Ainsi, en clinique, on voit souvent des enfants être atteints à plusieurs reprises de poussées méningitiques séparées par de longs intervalles, ne succomber qu'à la deuxième ou à la troisième et même à la quatrième éclosion, en présentant toutes les lésions de la miliaire arachnoïdienne. On en voit d'autres échapper à ces premières poussées qui ne récidivent plus. La dernière éclosion plus fixe, plus abondante, ne peut se résoudre à temps et avant que la mort ne survienne par compression cérébrale. Nous voyons de même des ganglions tuméfiés se résoudre et se guérir parfaitement. Qui n'a pas remarqué des ostéo-périostites d'enfants scrofuleux disparaître, soit spontanément quelquefois, soit, le plus souvent, par l'association des purgatifs et de l'iodure de potassium? Nous signalerons spécialement, dans ces cas, la périostite du tibia, des métatarsiens et méta-

carpiens des enfants lymphatiques, fils de lymphatiques.

Maturation ou état bacillaire. — La maturation ou
état bacillaire correspond à l'âge adulte de l'organisme
infectieux. Il coïncide avec la fin de l'éclosion; il survient avec les débuts des nécrobioses nucléaires
grasses des masses indurées. Son maximum est à la
période des ramollissements ulcéro-caséeux. C'est
dans la caverne que se rencontrent en grande quantité
les bacilles de Koch au summum de leur évolution et
avec ou sans leurs mystérieuses vacuoles intra-
bacillaires.

C'est à cette période qu'il est permis de rapporter
l'invisible émission des sporules nouvelles, qui font
que de proche en proche s'étend l'envahissement
parasitaire et se créent les lésions nouvelles, induratives des tissus voisins. Mises en liberté, mettant
à profit leur mobilité propre à leur premier âge dans
des tissus déjà malades et infiltrés de leucocytes qui
gênent leur mobilisation et leurs transports, les spores
s'arrêtent bientôt au voisinage même des premiers
ensemencements et recommencent ainsi un nouveau
cycle évolutif, et ainsi de suite de poussée en poussée,
jusqu'aux limites fibro-séreuses de l'organe envahi.
La mort seule arrête ce processus si la main du chirurgien n'en arrête brusquement le progrès par l'extirpa-
tion, comme il advient pour les tuberculoses accessibles
à son intervention. En cette phase les obscurités et les
desiderata ne manquent pas, non plus qu'à la phase
d'incubation.

Ainsi, nous ignorons encore si les points mollement
réfringents qui brillent dans le corps du bacille, sont

des amas de spores ou une spore unique encore incluse ou de simples excavations d'ordre nécrobiotique qui annoncent la fin prochaine du bacille de Koch. Ne seraient-elles pas des vacuoles vides actuellement, qui recélaient naguère les spores?

Les recherches actuelles, même les travaux de Babès, si remarquables cependant, ne donnent point encore une suffisante certitude sur l'endosporulation du bacille tuberculeux. D'autre part, il est bien difficile sinon impossible d'accepter les zooglées de Vignal et Malassez comme les premières ébauches de la vie sporulaire du bacille de Koch. Il n'y a pas de lien de nature, d'origine et de parenté, entre la tuberculose vraie et la tuberculose zoogléique. D'ailleurs, Vignal et Malassez ne le pensent pas eux-mêmes. On voit donc que les spores tuberculeuses et surtout leur démonstration demandent de nouveaux efforts et des recherches plus précises. Mais nous persistons à croire que la spore tuberculeuse existe et que c'est à elle qu'il faut rapporter toutes les lésions sans bacilles de Koch, mais toujours inoculables et toujours tuberculisantes.

Il est probable même que la spore tuberculeuse est d'une extrême petitesse, ce qui, joint à la nulle affinité pour nos colorants actuels, la dérobe à nos recherches. Leur nombre, leur petitesse, leur facile dispersion par la voie intestinale et pulmonaire avec l'ensemencement si précoce de l'hérédité expliquent aisément le nombre toujours grandissant des tuberculeux.

Séjour et sortie des spores. — Suivant les tissus où elle s'est cantonnée, la spore reste à l'état d'infiltration en surface ou en profondeur et suivant l'âge et la situa-

tion d'hygiène générale du sujet, et suivant l'abondance de son ensemencement provoque, ou non, des
réactions cellulaires. Nous ne savons rien des qualités
de terrain humain qui peuvent favoriser la tuberculose.
Nous nous plaisons même à croire que la prétendue
prédisposition à la tuberculose est une pensée chimé-
rique qui voile notre ignorance et nous dispense de
recherches. Il n'est pas, à notre avis, une forme de
santé, si belle soit-elle, qui puisse échapper à l'infection tuberculeuse. Communément, quand on parle de
dispositions héréditaires ou acquises de tel ou tel sujet,
c'est qu'on se trouve en présence d'un malade déjà en
voie d'incubation tuberculeuse congénitale ou acquise.
Cet état est plus qu'une disposition, car c'est déjà la
maladie à ses premiers débuts.

En cette question d'immunité, d'état réfractaire, de
qualité du terrain, de prédisposition, il n'y a qu'une
qualité générale de l'homme qui seule mérite attention :
c'est qu'il est, de par sa race, très facilement tubercu-
lisable, au même titre que le sont les bovidés, les
anthropoïdes, les cobayes et les oiseaux. Ceux de nous
qui échappent à l'infection tuberculeuse héréditaire ou
accidentelle le doivent, non pas à leur état plus ou
moins réfractaire, mais simplement et exclusivement
aux heureux hasards de la naissance et de la vie.

La superficialité ou la profondeur des tissus ensporulés jouent un rôle considérable en tuberculose.

Le séjour des spores et leur fixation se propor-
tionnent aux réactions cellulaires du tissu ensemencé.
Le nouveau produit anatomique ainsi déterminé joue
un rôle différent suivant la nature et la structure des
tissus et des organes envahis, comme nous allons le
voir.

A l'époque où Virchow ne pouvait connaître ni même soupçonner l'existence et l'influence des micro-organismes pathogènes, il appelait la cause supposée des néoplasies malignes ou bénignes, « une force créatrice » ou « une irritation formatrice ». Telle était la base de sa « Pathologie cellulaire ». Les altérations de tissu n'ont pas changé, mais la cause invoquée n'est plus la même. L'irritation formative, toujours vraie, est aujourd'hui incarnée dans l'action des parasites pathogènes ou de leurs produits.

Le parasite tuberculeux a toujours une influence de même nature sur les éléments anatomiques. Il est bon de voir les modalités de son influence et le mécanisme de son action.

C'est par cet examen préalable que nous pourrons juger dans quelles conditions, à quel moment et par quels moyens peut intervenir un traitement prophylactique.

La spore dans les tissus serrés. — La spore, dans l'économie de l'animal héréditairement tuberculeux, ne fait que passer ou bien se fixe passagèrement ou de façon définitive. Nous avons établi, avec le travail de Cadéac et Malet, que les spores passaient en partie et que leur élimination par l'intestin était la voie la plus sûre de la dissémination tuberculeuse. Mais une partie se fixe dans les organes et presque toujours aux mêmes points.

La spore immobilisée s'encapsule dans un lit de cellules embryonnaires, filles des noyaux segmentés des cellules conjonctives ou des leucocytes errants. Ces dépôts embryonnaires sont très hâtivement et très nettement limités par une membrane conjonctive de variable résistance qui les sépare des tissus normaux. La netteté de cette séparation est des plus frappantes.

A son point d'arrêt la sporule agit différemment suivant la nature et la prédominance des éléments anatomiques qui sont à la portée de son influence. Dans un tissu ou un organe riche en faisceaux fibreux et pauvre en cellules, la sporo développe une hyperplasie fibreuse qui s'oppose à la formation du kyste embryonnaire.

Le meilleur exemple que nous puissions citer des variations de la membrane du kyste embryonnaire *a tuberculo*, est la masse des tumeurs globuleuses de la pommelée des bovidés dont l'enveloppe représente tous les degrés d'épaisseur et de densité, depuis la fine pellicule transparente et à peine visible jusqu'à l'épaisse membrane fibreuse, blanche, résistante et criant sous le scalpel.

Désormais, en pareil lieu, la spore est prisonnière de l'encapsulement nucléaire et fibro-conjonctif. C'est là le plus sûr moyen de ralentir d'abord, puis d'immobiliser ensuite et de guérir ce mal *à l'âge sporulaire* de son évolution.

C'est ainsi que les choses se passent dans le testicule tuberculeux, dans les pleurésies primitivement tuberculeuses, dans les ostéo-périostites, dans les arthrites et en général dans tous les tissus fibreux. Il en est surtout ainsi pour les ganglions lymphatiques dans lesquels la transformation fibreuse met fin à l'influence sporulaire et aux réactions cellulaires, ainsi qu'à la mobilisation des germes. Ainsi, chez nos jeunes scrofuleux, la tuméfaction première et le retrait fibreux secondaire des ganglions marquent le commencement et la fin de l'action biologique des sporules.

Le ganglion fibreux et rétracté est guéri.

Nous verrons toutes les eaux salées et notamment les eaux sursalées de Salies-de-Béarn exercer cette action résolutive et *fibrifiante* ou sclérosante à un très haut degré sur les ganglions sporulifères et les amener à l'état atrophique et fibreux, dernier stade de leur guérison.

Mais, il ne faut pas croire que la spore tuberculeuse ait toujours cette heureuse influence sur les ganglions. Non moins souvent, ce ganglion ne peut se débarrasser à temps des produits cellulaires nouveaux qui le gonflent. C'est probablement là un effet subordonné à la plus ou moins grande quantité de spores incluses et à la richesse variable des créations nucléaires que leur présence sollicite. Chez de jeunes sujets d'origine scrofuleuse ou tuberculeuse, sporulifères à un très haut degré, l'élimination intestinale ne peut suffire à l'expulsion des germes trop nombreux ni à leur hâtive fixation et emprisonnement fibreux atrophique. Les éléments épithélioïdes nouveaux s'accumulent en trop grand nombre dans leur prison ganglionnaire, qui s'hypertrophie. Pendant leur entassement et la pression réciproque qu'ils exercent sur eux-mêmes au centre du ganglion, l'enveloppe de celui-ci devient plus épaisse et plus résistante. De par le double fait de cette pression mutuelle et de l'enkystement forcé, ces cellules nouvelles, sans vaisseaux, sans nutrition possible, sans échanges interstitiels nutritifs suffisants, forment une masse non soluble, immobilisée, qui subit graduellement sur place ce mode de mortification ou de transformation moléculaire dit *caséification*. Le kyste caséo-tuberculeux est désormais constitué dans le ganglion. Pareil fait se montrerait en dehors des

ganglions, pour les amas nucléaires du poumon, par
exemple, si le tissu pulmonaire s'y prêtait. Mais l'en-
veloppement kystique, la limitation fibreuse nette et
solide des amas nodulaires primitifs soudés en une
seule masse, ne peuvent s'y faire aisément en raison
même de la pauvreté relative du poumon en tissu conjonctif riche en fibres et pouvant s'élever rapidement
à des formations fibreuses.

Ici, la soudure des éruptions miliaires en gros amas
n'est que trop facile par la même raison qui empêche
leur enkystement et leur précise séparation avec le
tissu sain ambiant. Ajoutez enfin, qu'ici, l'air pénètre
aux points caséifiés, y sème les pyogènes et beaucoup
de germes dont l'action n'est rien moins que cica-
trisante et *fibrifiante*. Voilà pourquoi, dans le poumon, contrairement à ce qui se passe dans la peau, le
ganglion, le périoste, le testicule, la plèvre et tous les
tissus fibreux, nous ne trouvons pas une néo-membrane
d'enveloppe, serrée, épaisse, fibreuse, isolante, qui
oppose une barrière à la dissémination tuberculeuse.

Tantôt purement caséeux, tantôt caséeux et purulent,
en raison d'associations virulentes avec les organismes
pyogènes (dont la loi nous est inconnue), la collection
finit par s'ouvrir une issue qui forme après une première évacuation un trajet fistuleux. Ce trajet se ferme
par une cicatrice peu solide et rarement définitive. Là,
comme dans toutes les lésions tuberculeuses, le mal
dure tant que des organismes, spores ou bacilles tuberculeux, actionnent les cellules et provoquent la formation d'amas nucléaires sous la forme bien connue de
fongosités.

La caséification et la suppuration des ganglions
tuberculeux constituent un deuxième processus curatif

naturel. Mais la caséification simple, isolée d'un ganglion superficiel, du cou, par exemple, est souvent l'indice d'un processus en voie d'évolution semblable de ganglions plus profonds. La suppuration curative d'un ganglion sporulifère n'a donc que la valeur d'une guérison de tuberculose locale dont l'agent serait la suppuration, et l'instrument le tissu fibreux cicatriciel qui en dérive.

Les adénites si fréquentes de la première et de la deuxième enfance se terminent souvent par suppuration. La guérison définitive n'est assurée que quand sous la cicatrice il ne reste plus aucun vestige de tissu épithélioïde, c'est-à-dire, plus de milieu contenant encore des sporules tuberculeuses. On voit très communément des adénites ouvertes et suppurées chez des scrofuleux, après une cicatrisation plus ou moins longue, reverdir, se tuméfier, rougir et s'abcéder de nouveau. Tant que l'évacuation du nid sporulaire n'est pas complète, tant qu'il reste dans le ganglion ou à sa périphérie des sporules et du tissu épithélioïde en dégénérescence graisseuse ou des fongosités, la guérison n'est pas complète.

Il faut donc considérer la suppuration comme un curettage naturel, qui élimine la spore et son milieu nucléaire gras, irrésorbable. Tant que la cicatrice reste rouge, bleuâtre, tuméfiée et sensible, tenez pour certain qu'elle n'est que provisoire.

Quand le chirurgien veut imiter ce procédé curatif naturel, il provoque de la suppuration ou fait du curettage et aboutit, en somme, à produire du tissu fibreux cicatriciel, terrain réfractaire à la culture des spores parce qu'il ne permet pas à celles-ci des proliférations cellulaires et des fixations enkystées. On peut même, grâce à l'asepsie chirurgicale moderne, se passer de suppuration et provoquer directement les formations cicatricielles de guérison définitive. D'ailleurs, c'est un fait d'observation, les tissus fibreux se prêtent peu ou pas à la genèse et à la pullulation des organismes tuberculeux et aussi, en général, des organismes bactériens. Voyez, par exemple, dans la pleurésie tuberculeuse ; par l'épaisseur, la densité, l'adhérence mutuelle de ses feuillets, la plèvre crée une barrière souvent insurmontable et toujours très difficile et longue à franchir à l'envahissement tuberculeux du poumon. En passant, telle est la raison de ces interminables phtisies qui, le plus souvent, et surtout au début, ne sont que des phtisies pleurales. En pareil cas le poumon s'encapsule dans la coque fibreuse des plèvres épaissies et rétractées. Très souvent ces pleurésies à point de départ pleural et non pulmonaire s'immobilisent et restent plus ou moins inaperçues. Il en est tout autrement de la rapidité d'évolution et de la marche de la phtisie quand le tissu pulmonaire est primitivement tuberculisé.

C'est en raison du manque de ce processus fibreux naturel que la phtisie pulmonaire ne présente pas les longues et souvent les définitives immobilisations de la phtisie pleurale.

Le lupus vient encore mieux étayer notre manière de voir. Nous le considérons comme une localisation des spores tuberculeuses dans le derme si richement fibreux et qu'enrichit encore l'excitation formatrice provoquée par la présence des spores infectieuses. Ces produits nouveaux, saillants et durs, dont les caractères dominants sont d'être bien et nettement limités et d'avoir une marche évolutive extrêmement allongée,

sont des types parfaits d'emprisonnement sporulaire
fibreux. Dans ces lupi si contagieux cependant qui
portés sous la peau du cobaye ou dans l'œil du lapin
transmettent une tuberculose généralisée, il est tout à
fait extraordinaire de rencontrer le bacille de Koch.
Il n'est même pas absolument certain qu'on en ait
jamais trouvé. Pour notre part, nous ne l'y avons
jamais rencontré.

L'infection généralisée à tous les viscères par l'introduction sous-cutanée d'un fragment de lupus met
en lumière ce fait important que la manifestation la
plus grave, la plus rapidement mortelle, sous forme de
tissu miliaire, représente le premier degré de l'évolution tuberculeuse et le premier acte du réveil des
sporules.

L'observation clinique et la médecine expérimentale constatent les mêmes résultats.

Les spores dans les tissus lâches. — Dans les tissus
moins denses, plus riches en cellules qu'en faisceaux
fibreux, la marche de l'infection, les désordres anatomiques affectent une autre allure, fabriquent d'autres
produits et aboutissent à des résultats bien différents.

D'abord la spore ne s'arrête que peu ou pas dans le
tissu cellulaire lâche sous-cutané ou dans les mailles
conjonctives et adipeuses qui séparent les grands
organes. Sous la peau, les nodosités tuberculeuses
sont rares et toujours bien limitées; plus rares encore
sont, s'ils existent, les nids de sporules et les grains
submiliaires dans les cloisonnements conjonctifs inter
et intramusculaires. Cela s'explique aisément : la
spore ne s'immobilise que dans les tissus, qui pour elle

deviennent un filtre difficile à franchir, qui l'arrêtent au passage.

Les tuberculoses sous-cutanées sont identiques à des arthrites fongueuses ; ce sont des cavités séreuses de nouvelle formation, remplies de fongosités virulentes, éminemment inoculables où le bacille est aussi rare que dans le lupus, dans le grain riziforme ou dans le point submiliaire.

Mais quand la spore s'arrête et se fixe à certains points du sous-derme, l'enkystement conjonctif du nid sporulaire peut se faire, bien qu'il se fasse assez mal. En raison même de la pauvreté relative en faisceaux fibreux de ce tissu, cette localisation est diffuse, mollasse, non enserrée nettement en sa partie profonde dans une membrane fibreuse continue et résistante qui précise ses limites. La limitation n'en est pas assez précisable d'avance, comme le savent bien les chirurgiens quand il s'agit d'enlever des gommes tuberculeuses sous-cutanées. Leur expansion sous-cutanée dépasse, le plus souvent, les prévisions du chirurgien. Si donc, dans ce tissu lâche, la limitation se fait mal, si l'enkystement fibreux n'y est jamais marqué, si la caséification, le ramollissement et l'ulcération ne s'y montrent pas, ou s'y montrent très tardivement, c'est en raison même de l'absence d'enveloppe fibreuse circonscrivant les points sporulairement tuberculisés. Cette absence de limitation précise et la rareté relative des foyers caséeux dans les tissus lâches justifient pleinement la théorie de la nécrobiose graisseuse par l'accumulation, la pression réciproque et l'enkystement forcé des cellules épithélioïdes.

On voit que le lupus, constitué par l'exagération du chorion fibreux du derme, et la gomme tuberculeuse sous-dermique, faite surtout par la prolifération cellulaire de l'hypoderme, sont les résultats d'un même excitateur qui fait, ici, de l'hyperplasie fibreuse et, là, de l'hyperplasie nucléaire, suivant l'élément anatomique dominant de la région ensporulée.

Nous pourrions citer aussi, au même titre, les grains riziformes des articulations, qui sont pour nous des lupi articulaires dont l'inoculabilité n'est plus douteuse.

Imaginez un grain miliaire dans la paroi fibro-séreuse d'une articulation malade qui ne peut emprunter à son terrain natal que les éléments fibreux de son organisation et qui se pédiculise lentement. La spore est ici et d'emblée la prisonnière d'un tissu fibreux très dense. Ici la vie de la spore a excité la formation péri-sporulaire de l'élément anatomique dominant, la fibre conjonctive. Le lupus-tumeur, le grain riziforme articulaire, le tubercule anatomique sont des produits trop riches en fibres, trop pauvres en cellules, pour se prêter à la caséification, au ramollissement et à l'ulcération.

§ II. — *Élimination des germes. — Influence de l'âge sur la facilité de leur élimination. Le traitement curatif actuel de l'enfant constitue la prophylaxie des tuberculoses futures de l'adulte. — Cette prophylaxie a pour base l'expulsion sporulaire mise en œuvre dès le jeune âge.*

Avant d'entrer plus avant dans ce sujet de si haut intérêt et pour en finir avec la partie personnelle de ce travail, nous donnons à la fin de cette étude ([1]) les résultats des expériences que nous avons entreprises

([1]) Page 135.

à la Faculté de Bordeaux sur la contagiosité tuberculeuse des matières fécales des enfants scrofuleux, de
l'urine et du sperme des tuberculeux [1].

Ainsi, en nous arrêtant à ces notions nouvelles et
aux points les mieux connus de la contagion tuberculeuse, nous savons que ce mal entre souvent par le
poumon avec les germes aériens; il pénètre non moins
souvent le corps humain par l'alimentation contaminée
et insuffisamment cuite; infiniment plus rare est la
pénétration tuberculeuse par l'effraction cutanée; d'ailleurs, nous ne visons pas ici l'étude des modalités
d'infection. La contagion la plus commune, qui est
notre étude spéciale, celle qui constitue le foyer
primitif d'infection et qui allume les foyers secondaires d'irradiation virulente, est la tuberculose hérè-
ditaire. L'origine première du mal nous est inconnue.
Qui, le premier des animaux, a présenté la tuberculose? et d'où lui venait-elle? Cette origine, encore
inconnue, mise à part, il nous reste une maladie parasitaire et transmissible par hérédité, d'où dérivent
toutes les autres tuberculoses dites *accidentelles*. Chacune de celles-ci vient grossir, à son tour, l'énorme
courant de l'hérédo-tuberculose. Il est donc légitime
de dire qu'en faisant à l'hérédité tuberculeuse une
guerre acharnée, on s'attaque à l'origine même du mal.
Par les travaux de Cadéac et de Malet, d'Hip. Martin
et les nôtres, la sortie des germes tuberculeux par
l'intestin n'est plus douteuse; l'ensemencement primitif du corps de l'enfant est démontré.

Aux résultats positifs et non niés obtenus par ces
savants on ne saurait opposer valablement des résul-

[1] Société d'Anatomie et de Physiologie de Bordeaux; séance du
6 juillet 1891.

tats négatifs dont la constance est bien loin d'être démontrée.

Il se peut faire, d'ailleurs, que l'élimination des spores tuberculeuses ait ses moments, ses retards, ses progrès, ses variations. Quoi de plus changeant, de plus mobile que ce milieu plasmatique interstitiel soumis à tant d'influences, qui charrie des composés solubles si complexes et des corps figurés leucocytes, globulins et spores visibles et invisibles, tous corps dont les formes sphériques ou ellipsoïdales se prêtent si admirablement à de faciles pérégrinations. Ce milieu intérieur, dont le mouvement de sortie se détermine tout spécialement aux issues si nombreuses des excrétions et sécrétions glandulaires, joue un rôle important en tuberculose. C'est à la faveur de cet exode amplifié et stimulé opportunément que le mouvement de rénovation des solides et des liquides de l'organisme acquiert plus d'énergie et chasse les germes pathogènes ou banals. Telle nous paraît être en ses grandes lignes la loi de l'épuration sporulaire et la raison même du traitement prophylactique de la tuberculose.

A l'âge où rien de tuberculeux ne se révèle encore, à cette période heureuse où la nutrition se chiffre par un surcroît d'acquisition, il faut intervenir à titre préventif.

Nous savons bien qu'en bas âge, à deux, trois et quatre ans, nous pouvons voir de nombreux enfants issus de tuberculeux et de scrofuleux présenter des localisations tuberculeuses très variées et très précoces. Sur eux les fixations sporulaires ne sont ni moins graves, ni moins tenaces que chez l'enfant plus grand, chez l'adolescent ou chez l'adulte. C'est dans ce

7

personnel que se recrute la clientèle scrofo-tubercu-
leuse des hôpitaux d'enfants.

Mais, malgré leur nombre, que nous ne tenons pas à
dissimuler, ces petits malades, mis en regard des
tuberculeux pulmonaires, forment une insignifiante
minorité. Si nombreux qu'ils soient, ils ne peuvent en
rien diminuer cette loi si vraie dans sa généralité : que
la première et la seconde enfance sont des périodes
d'immunité tuberculeuse relative. Vraie dans sa généralité pour les lésions sporulaires, elle est encore plus
vraie pour la tuberculose pulmonaire. C'est un fait
incontesté; la tuberculose pulmonaire est rarissime
chez les enfants et jusqu'aux confins de l'adolescence.

Nous avons dit ailleurs que chez ces jeunes et riches
ensporu'és nous trouvons la raison de leurs si hâtives
tuberculisations d'ordre encore sporulaire dans l'abondance même de leur congénital et encore invisible
ensemencement tuberculeux. Ces enfants regorgent de
germes tuberculeux; c'est à ce point qu'ils ne peuvent,
livrés à eux-mêmes, sans y être puissamment aidés,
s'en délivrer à temps. Chez eux, la fixation des spores
est plus précoce en raison même de leur nombre, de
la difficulté de leur sortie et de leur obligatoire immobilisation. Cette plénitude sporulaire nuit aux échanges, fait de l'encombrement et du retard dans toutes
les voies des sécrétions et des excrétions. Cette plénitude, par la gêne imposée à la sortie, détermine une
nutrition languissante et une insuffisance de plus en
plus marquée dans le renouvellement des solides et
des liquides. C'est une maladie par rétention.

Il y a là un cercle vicieux; l'encombrement sporulaire nuit aux actes nutritifs, à la circulation plasmatique, au travail éliminateur des ganglions, des sur-

faces muqueuses et de toutes les glandes ; les spores ralenties, immobilisées, agissent alors sur les tissus et se créent à elles-mêmes les plus grands obstacles à leur mobilisation et à leur élimination. Les premières fixations par une conséquence rigoureuse en entraînent de nouvelles. Les chirurgiens des hôpitaux d'enfants vous diront combien chez ces enfants il existe de localisations multiples de tuberculoses sporulaires.

Voilà pourquoi, en présence de tous ces enfants très richement, moyennement ou pauvrement sporulifères, avec ou sans déterminations locales actuelles, il n'y a qu'une seule conduite générale à tenir : se hâter de mettre en œuvre l'expulsion sporulaire dès la première enfance. La part du chirurgien est d'enlever les nids sporulaires à la portée de son action ; la part du médecin consiste à chasser les spores pour éviter des fixations nouvelles.

Si le mieux est d'agir de bonne heure, c'est pour éviter les localisations quelconques, épurer le sporulifère à fond et le mettre à l'abri, dans l'avenir, du mal, de l'intervention nécessaire du chirurgien et du médecin.

TROISIÈME PARTIE

Généralités sur le traitement préservateur.

Prophylaxie tuberculeuse; double indication. — Expulsion et résolution.

D'après ce qui précède, le traitement préservateur doit mettre en œuvre deux moyens différents, suivant la période du mal.

Le premier moyen en date et en importance est de procéder à l'expulsion des spores tuberculeuses qui n'ont, jusqu'ici, provoqué aucune altération de tissu. Leur présence est seulement soupçonnée de par des antécédents de famille ([1]).

Le second moyen s'adresse à un ordre de lésions visibles et se propose de résoudre les premières nucléations périsporulaires qui forment les plus récentes localisations tuberculeuses. Le caractère propre de ces jeunes lésions est de n'être pas encore bien closes en un tissu conjonctif résistant. Leur

---

([1]) Ce soupçon deviendra certitude le jour où la spore sera démontrable directement, ou par la culture des dejecta intestinaux ou par leur inoculation aux animaux comme nous venons de le faire.

nutrition interstitielle et les échanges nutritifs s'y opè-
rent aisément tant que leur isolement n'est pas complet
et tant que, par cet isolement, la caséification n'a pas
commencé à leur centre.

La première indication est facile à remplir. A cette
période, il ne s'agit, en somme, que d'obtenir une
élimination de corps infiniment petits, encore mobiles
et mobilisables et facilement entraînables par le courant
du plasma interstitiel. Ce traitement essentiellement
épurateur est relativement facile. Son application
méthodique que nous verrons plus loin doit être
précoce et se composer des moyens hygiéniques et
médicamenteux spéciaux. Le succès nous paraît assuré
si le traitement est appliqué en temps opportun, c'est-
à-dire dès le bas-âge; c'est affaire à la sollicitude
prévoyante des médecins et des familles.

Dans le second cas, la tâche proposée est moins
simple, plus longue, mais point encore au-dessus de
nos ressources. Ici, nous n'avons pas seulement à délivrer l'économie des spores errantes qui s'y peuvent
trouver. Il y a plus à faire; il faut éliminer d'abord la
spore libre et lutter ensuite contre les premières
tentatives de fixation du jeune parasite. Il faut, avant
tout, désagréger l'amas plus ou moins compact des
nodules submiliaires et ensuite procéder, comme
devant, à l'expulsion des spores libérées de leur
premier et encore fragile enchâtonnement nucléaire.
Tel est à proprement parler le traitement résolutif.

Nous serons sobre d'interprétation sur le mécanisme
de la résolution des premières lésions sporulaires, car
cette question est pleine d'obscurités. Un seul point,
mais de grande importance, est vraiment utile, lumineux et incontestable, c'est que la résolution de ces

premières tentatives d'évolution sporulaire est possible.
Cette résolution spontanée ou provoquée se voit en
de nombreuses circonstances. Les théories ne manquent pas pour en donner une plus ou moins satisfai-
sante explication. Que les jeunes cellules qui gonflent
le ganglion ou le nodule miliaire soient désagrégées et
entraînées par le courant lymphatique lacunaire et
rejetées finalement, en compagnie de tous les produits
excrémentitiels; que le globule blanc se fasse, ou non,
la fagocyte et l'agent vecteur et éliminateur des spores
et des cellules épithélioïdes en désagrégation qui les
emprisonnent, peu nous importe en ce moment!

Ce point si intéressant de physiologie pathologique,
la fagocytose, pourrait bien expliquer certaines reprises
et des résolutions étonnantes, mais malgré l'appui que
nous en pourrions tirer pour étayer nos propres idées,
nous attendons encore, à ce sujet, une démonstration
plus dirimante.

Dans l'état présent de la science, il suffit que nous
assistions très souvent, chez des sujets manifestement
scrofuleux, à la résolution d'adénites, de périostéites
et d'indurations diverses superficielles et profondes
d'organes importants imputables à l'action sporulaire
pour nous croire autorisé à la pratique précoce et
instante de l'expulsion des germes et de la résolution
des premiers établissements anatomiques de ces
mêmes germes. Ce traitement double n'est d'ailleurs
que l'application d'un processus curatif auquel la
nature ne suffit pas toujours, mais qui lui réussit
souvent dans des conditions déterminées.

On verra plus loin, dans nos observations, que la vie
au grand air, la stimulation musculaire, digestive et
cutanée, ont suffi à faire à elles seules, pendant la

deuxième enfance et une partie de l'adolescence, les frais de la guérison avant l'avènement des caséifications finales. A ce titre, nous citons l'observation IX.

Il va de soi, que le traitement expulsif et résolutif doit se faire aussitôt que l'on soupçonne les ébauches des fixations sporulaires, à cette période et dans ces formes que nous désignons sous le nom de sporulie lente ou froide ou simplement de scrofulose, dont le diagnostic est si facile. C'est le moment précis où doit intervenir l'action expulsive et résolutive des médications et des médicaments et aussi, d'une façon permanente, d'une hygiène dirigée dans le sens éliminateur et rénovateur des tissus et des humeurs du corps. C'est au prix de ces conditions multiples, que nous allons examiner, qu'il est possible et même facile en beaucoup de cas d'amener d'abord l'expulsion des germes et ensuite et surtout la résolution des premières déterminations scrofuleuses ou sporulaires. Pour le médecin, il s'agit d'harmoniser, ici, la rénovation rapide des liquides et des solides avec la résistance et l'état général des ensporulés. Il ne faut pas croire que ce traitement ne comporte pas une certaine fatigue, de l'amaigrissement marqué. Ces enfants, d'ordinaire plus ou moins bouffis, blancs, dont les tissus sont bourrés de leucocytes trop nombreux et de paresseux renouvellement, commencent à maigrir, en même temps qu'ils prennent plus de forces et que les besoins de leur réparation augmentent notablement.

C'est à la période qui n'est déjà plus une simple menace, mais bien un commencement d'exécution de sporulaire immobilisation, que les préparations iodées, les purgatifs réitérés et très spoliateurs de liquides, l'exaltation des fonctions cutanées et rénales et enfin la balnéation sursalée donnent les plus heureux résultats.

C'est en ces cas de lésions sporulaires osseuses, périostiques, abdominales, testiculaires, ganglionnaires, etc., etc., que l'effet si puissamment résolutif des bains de forte salure est extrêmement remarquable. Les eaux de Salies-de-Béarn sont le type le plus achevé de cette puissance résolutive sur laquelle nous ne saurions trop insister.

Comme adjuvant essentiel, indispensable, de cette deuxième indication spoliatrice et résolutive, il faut faire intervenir l'action continue d'une hygiène spéciale à ces malades et à ces maladies.

L'hygiène de l'alimentation, de la respiration, du jeu musculaire, du travail de la peau, des reins, de la muqueuse digestive, doit se proposer une action synergique dont le double but est de dissoudre les nids sporulaires et d'expulser à la fois les éléments nucléaires dissociés et les sporules y incluses aussitôt après leur libération.

Exagérer les éliminations tout en surveillant l'état des forces, est l'œuvre importante.

Ici, à cette deuxième phase s'arrête le traitement préventif. S'il échoue et qu'aucune résolution ne témoigne de son efficacité, c'est qu'il est trop tard. Cela veut dire que le médecin se trouve en présence de lésions tuberculeuses tout à fait constituées, s'étalant sur de trop larges espaces, trop solidement enveloppées et déjà à la veille de la transformation grasse des cellules nouvelles *a tuberculo*. A moins qu'elles ne soient à la portée de la main du chirurgien, il est trop tard pour penser à la guérison.

En somme, les deux indications du traitement pré-

servateur, expulsion des spores, résolution des premières nucléations sporulaires, doivent s'appliquer de
bonne heure à tous les candidats aux tuberculoses
diverses, à tous les lymphatiques, à tous les scrofuleux,
aux fils des scrofuleux, des phtisiques et de tous les
tuberculeux. Il est permis de les formuler ainsi :

1° Épuration sporulaire des enfants suspects d'ensemencement ou d'incubation tuberculeuse ;

2° Résolution et expulsion des éléments anatomiques qui constituent la tuberculose sporulaire à forme
chronique ou scrofulose, et expulsion des spores ainsi
préalablement libérées et mobilisées.

QUATRIÈME PARTIE

Difficultés de la prophylaxie. — Observations. — Hygiène des prédisposés. — L'iodure de potassium. — Conclusions. — Documents expérimentaux.

§ I. — *Difficultés de la prophylaxie.*

La donnée générale de ce traitement est simple, mais, de par les mœurs actuelles et les habitudes d'esprit, son application se heurte à de nombreuses difficultés. Il est souvent très difficile de le faire accepter. Nul ne veut se supposer un instant suspect dans les siens. La seule pensée en est vigoureusement repoussée, même dans les familles qui comptent plusieurs victimes de la tuberculose. Chacun se défend comme d'une honte de l'hérédité tuberculeuse. Chacun ne voit et ne veut voir dans les tuberculoses de sa famille que des accidents sans origine dans le passé et sans suite possible dans l'avenir. C'est une tare momentanée qui disparait avec celui qui la porte. C'est avec de pareilles raisons que le grand public n'accorde pas à la préservation tuberculeuse l'importance qui lui est due.

Puis enfin, il faut bien le dire, le souci de l'avenir des menacés n'est peut-être pas assez l'objet de l'atten-

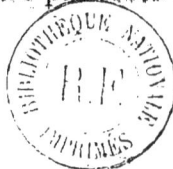

tion médicale. Cette dernière assertion n'est point un blâme, car, jusqu'ici, l'étude de la tuberculose et de son traitement était bien de nature à décourager les meilleures bonnes volontés. Si donc, en général, on pense à la préservation, c'est sous le coup d'un décès récent ou à la vue d'une localisation tuberculeuse actuelle depuis plus ou moins longtemps constituée et d'ordre encore sporulaire. A cette période même, beaucoup résistent pour se rendre à l'évidente filiation de la scrufulose à la tuberculose.

D'autre part, il n'est pas toujours facile ni convenable d'insister trop sur des considérations d'avenir tirées du passé. Elles sont généralement mal accueillies. Seuls les plus intelligents vont au-devant de la pensée intime du médecin et, s'associant à ses vues d'avenir, acceptent volontiers un traitement destiné à préserver leurs enfants et sauver le nom et la race.

Pour décider des parents irrésolus, peu convaincus de l'utilité préservatrice d'un traitement quelconque, il faut, patiemment et surtout à propos, apprendre aux familles la raison d'une intervention précoce longtemps continuée et commencée dès l'enfance. Il faut encore leur communiquer cette vue claire des choses, qui inspire, soutient et dirige l'épuration sporulaire. Dans cette œuvre commune, la famille et le médecin sont des associés, et c'est dans cette unité de vues et d'action qu'on peut réussir.

Il est bon d'apprendre au public que les médicaments antituberculeux sont des mensonges et qu'il y a cependant une médication antituberculeuse. La cause de la prophylaxie sera gagnée par la vulgarisation de cette pensée.

Ces considérations préalables expliquent pourquoi

nous n'avons pu recueillir un plus grand nombre d'observations, bien que depuis longtemps notre esprit fût hanté de cette pensée, que la tuberculose était une maladie curable dans des conditions déterminées.

Les observations qui suivent sont de deux ordres. Les unes, positives, constatent les résultats obtenus par le traitement préservateur pendant l'incubation ou après les premières manifestations d'ordre sporulaire. Celles-ci sont au nombre de 14.

Nous appelons les observations négatives celles où le traitement préservateur, conseillé par nous, n'a pas été suivi. Elles sont trop nombreuses pour être relatées ici. Les malades de ce groupe ont presque tous succombé. Leurs familles n'ont pu, su ou voulu appliquer un traitement préservateur quelconque.

Les rares qui survivent sont restés des valétudinaires immobilisés à la sporulose tuberculeuse, mais toujours malades et à la merci des moindres événements. Ces observations si nombreuses ne valent que parce qu'elles mettent en valeur celles que nous rapportons et jouent le rôle des ombres qui font valoir les traits lumineux d'un tableau.

On voit donc qu'il a dépendu plus des circonstances que de nous-même que nos observations ne fussent beaucoup plus nombreuses; mais, si peu nombreuses qu'elles soient, il nous suffit, pour le moment, qu'elles soient concluantes.

§ II. — *Documents cliniques.*

Les 14 observations qui suivent ont trait à des hérédo-tuberculeux atteints déjà de déterminations sporulaires de variable gravité.

OBSERVATION I

Hérédité. — Traitement épurateur. — Guérison.

Mlle X... est fille d'une mère qui a toujours toussé et qui, à diverses reprises, inspira aux siens les plus vives alarmes. Elle avait dix-huit ans quand nous fûmes consulté à son sujet. Son père est mort d'une maladie promptement mortelle à trente-cinq ans, qu'on ignore ou qu'on veut ignorer. Sur son compte nous n'obtenons aucun renseignement positif.

En pension, Mlle X... toussait constamment, crachait et maigrissait. Ses crachats ne contenaient pas de bacilles. L'oreille ne décelait qu'une bronchite sans localisation, sans bruits alarmants. Mal réglée, ganglionnaire au cou, leucorréique et dysménorréique, sans appétit et sans force, elle nous inquiétait. Sur ces entrefaites, notre inquiétude s'augmente en raison d'une pleurésie droite avec léger épanchement que les points de feu résolvent assez rapidement.

A toutes ces menaces s'ajoute encore de l'incurvation vertébrale d'origine scolaire, compliquée d'une sensibilité extrême, développée par la pression, par la marche et la station debout, tout le long de la colonne vertébrale, spécialement à la région dorso-lombaire.

L'état général laissait tant à désirer que nous renvoyâmes à plus tard l'immobilisation en une gouttière. En attendant, le repos horizontal, le fer, le quinquina, le phosphate de chaux et deux ou trois purgatifs salins par mois sont employés. Après trois mois de ce traitement le mieux, bien que sensible, nous paraît insuffisant.

La mère et l'enfant vont à Salies-de-Béarn. Dès la première saison, qui dura un mois dans lequel Mlle X... ne quittait le repos horizontal que pour aller au bain, l'état général et la douleur vertébrale sont profondément modifiés.

Ajoutons qu'elle a continué l'administration méthodique des purgatifs. Nous imposons un repos de trois mois en gouttière.

La toux, la chloro-anémie, la dysménorrée ont pris fin. Mlle X... a maigri, il est vrai, mais son teint a changé et ses forces ont visiblement augmenté. A cette époque ce n'est pas nous qui avions conseillé les purgatifs réitérés; cette ad lition au traitement venait de la mère et nous devons lui rendre cette justice, qu'ils ont été extrêmement utiles pour commencer un heureux mouvement résolutif que Salies a complété.

Un an après, second séjour à Salies; Mlle X... nous revient en excellent état. Nos craintes de phtisie pulmonaire imminente se sont évanouies; avec la force et la santé, la confiance et la gaieté sont revenues. Il n'y a plus aucun souvenir des menaces du mal de Pott. Malgré leurs incontestables services, la gouttière et l'immobilisation ont perdu leur raison d'être.

Nous avons vu dans le cas de cette jeune fille, dont la guérison est aujourd'hui confirmée depuis près de dix ans, céder au traitement salisien et purgatif un état de constante imminence de fixation tuberculeuse. C'est une guérison de l'état sporulaire tuberculeux.

OBSERVATION II

Hérédité. — Énormes tumeurs ganglionnaires cervicales et sous-maxillaires. — Guérison locale et préservation tuberculeuse.

Le jeune X..., aujourd'hui homme solide et bien portant, est fils d'une mère lymphatique, morte phtisique vers les trente ans.

De bonne heure il a été affligé d'une double intumescence ganglionnaire très développée, qui donnait à sa face une expression telle que cet enfant fuyait la société pour échapper a la curiosité publique Il est allé quatre fois à Salies-de-Béarn. Dans, l'intervalle l'iodure de potassium à petites doses et les purgatifs réitérés ont préparé le malade au plein effet de la médication salisienne. Aujourd'hui son cou est dégagé, et n'étaient les cicatrices qu'il porte, nul ne se douterait du volume si considérable, disparu aujourd'hui, de ses tumeurs lymphatiques. Nous l'avons purgé très souvent.

Ici, il nous a été facile de voir le mode d'action de la balnéation salisienne. Les adénites de ce malade étaient, à son arrivée à Salies, les unes en suppuration, les autres en état d'induration.

Les parties suppurées ont cessé de présenter des cicatrices temporaires; leurs trajets fistuleux à écoulements intermittents se sont oblitérés d'une façon définitive. Les cicatrices rouges, provisoires, ont fait place à des cicatrices blanches fibreuses, nettes et définitives.

Les parties indurées, c'est-à-dire les ganglions hypertrophiés et entourés, en outre, de l'épaississement de leur atmosphère conjonctive ont disparu sans suppurer, c'est-à-dire sans cicatrices nouvelles.

Nul doute que ce malade envoyé à temps à Salies n'eût guéri sans porter la moindre trace de la signature de la scrofule. Mais qu'importe la surface! si la guérison d'adénites si volumineuses est ici très digne de remarque, la transformation de l'état général, le relèvement de la nutrition, l'absence de toute autre localisation tuberculeuse, nous paraissent encore bien plus dignes de retenir l'attention.

Nous ne craignons plus, aujourd'hui, pour ce jeune homme d'autres tuberculoses.

OBSERVATION III

Lymphatisme héréditaire. — Hystérie symptomatique de lésions osseuses vertébrales à forme hyperesthésique. — Révulsifs, iodure de potassium, bains de Salies-de-Béarn. — Guérison.

Mlle X..., de Toulouse, a de mauvais antécédents héréditaires. Elle est ganglionnaire et en coryza perpétuel. Son grand-père maternel est mort phtisique. Sa grand'mère maternelle était congénitalement boiteuse et de santé fort délicate. Elle était à la fois lymphatique et très nerveuse. Même à plusieurs reprises elle a eu de la monomanie hystérique de la persécution. Sa mère est une strumeuse toujours plus ou moins malade qui est ganglionnaire et a eu des lésions osseuses suppurées. Seul le père de Mlle X... se porte bien.

En résumé, notre jeune malade descend d'un grand-père paternel scrofo-tuberculeux, mort phtisique; d'une grand'mère maternelle lymphatique et hystérique; d'une mère lymphatique qui a été hystérique. Cette filiation éclaire l'observation suivante :

M ¹ᵉ X... a vingt ans, elle se plaint depuis quatre ans d'une sensibilité extrème de la peau. L'hyperesthésie est telle au creux épigastrique et dans toute la hauteur de la colonne vertébrale que notre malade supporte à grand'peine le contact de ses vêtements. Le décubitus dorsal lui est pénible dans les premiers moments, puis elle s'y habitue et trouve enfin que la situation horizontale et le repos calment sa douleur rachidienne. La marche, la fatigue, ses occupations ménagères exacerbent ses douleurs. Elle est sujette en outre à des spasmes douloureux de l'estomac et des intestins dès que commence le travail digestif, après chaque repas.

A certains moments, la peau tout entière devient le siège d'une exaltation de sensibilité qui coïncide avec pareille hyperesthésie des surfaces intestinales, dont tous les mouvements deviennent douloureux.

Mˡˡᵉ X..., profondément découragée, ne veut ni se mouvoir, ni manger, de peur de mettre en jeu son hyperesthésie de surface ou de profondeur.

En passant le doigt légèrement sur la peau, on provoque une vive douleur. Le long de la colonne vertébrale, la sensibilité a deux manières d'être. Ici comme partout pendant la durée de l'hyperesthésie cutanée, le simple frôlement sur la peau d'une plume d'oie fait pousser des cris à la malade. Si on appuie fortement sur les apophyses épineuses, on détermine une douleur plus profonde et d'un autre ordre que la malade distingue aisément. Elle fait une différence entre la douleur cutanée de surface et la douleur osseuse de profondeur.

La douleur généralisée en surface, l'hyperesthésie cutanée procède par périodes souvent répétées ; la douleur vertébrale osseuse est constante. Le sommeil fait taire la première, la pression réveille toujours la seconde, soit à l'état de veille, soit à l'état de sommeil. La marche, la station debout, la fatigue, le piano exacerbent la douleur osseuse ; c'est surtout le contact qui éveille l'hyperesthésie cutanée. Le décubitus dorsal les calme toutes les deux. J'insiste sur cette dualité d'expressions douloureuses. J'applique souvent des points de feu, qui chaque fois amènent un soulagement marqué de ces deux ordres de douleurs. Ce soulagement est tel que Mlle X... en réclame elle-même, souvent, l'application.

Enfin, de 1884 à 1887, après avoir usé de tous les antispasmodiques connus, après avoir pratiqué des révulsions énergiques sur la colonne vertébrale de la nuque au sacrum, nous envoyons notre malade à Lamalou. Chaque application de points de feu a amené un soulagement de peu de durée, mais très nettement ressenti. Une saison à Lamalou, sous la direction de notre confrère et ami le Dr Belugou, ne donna aucun résultat appréciable.

Enfin, après avoir épuisé une foule de médications, le fer, le quinquina, le bromure de potassium, le chloral, les douches, l'électricité statique, etc., nous envoyâmes notre malade à Salies-de-Béarn. Dans la longue liste des moyens employés, un seul a donné du repos et du calme à la malade; ce sont les bains tièdes avec 50 grammes de bromure de potassium. Mais ce soulagement n'était encore que trop fugace. Deux saisons à Salies-de-Béarn ont fait successivement disparaître les deux ordres de douleur susmentionnées.

Aujourd'hui Mlle X... est tout à fait bien, mais n'a pas renoncé à revoir Salies pour confirmer sa guérison.

OBSERVATION IV

Mère tuberculeuse. — Deux enfants préservés. — Traitement épurateur et tonique.

X..., commerçant et industriel, épouse une femme délicate, qui meurt phtisique pulmonaire et laryngée en lui laissant deux enfants, un garçon et une fille. Lui, après la cohabitation conjugale et malgré une santé congénitalement excellente, devient tousseur, cracheur, enroué et fréquemment hémoptoïque. Depuis la mort de sa femme, il est sujet à des congestions fluxionnaires des poumons; il est pris très souvent d'hémoptysies légères qui passent après quelques soins et un repos relatif. Il est très actif, paye dans son commerce et dans son industrie beaucoup trop souvent de sa personne. En dehors de cette suractivité, c'est un homme sobre, sérieux, rangé, fuyant les cafés, les agglomérations. Nous l'avons ausculté souvent et l'oreille ne nous a révélé qu'un état permanent de sibilance et de congestion.

Il y a bien, au sommet droit, un peu de dureté expiratoire, mais l'état général est bon, l'appétit et les forces sont conservés; le sommeil est satisfaisant. L'examen des crachats ne nous a rien révélé. Bref, X..., bien que nous le surveillions avec attention, est aujourd'hui depuis trop longtemps en cet état de perpétuelle menace pour que nous soyons bien inquiet sur son compte. Sans doute, il a eu à une époque indéterminée quelques points pleurétiques du sommet droit passés inaperçus et qui impriment un caractère un peu soufflant et retentissant à l'expiration. D'ailleurs, nous le purgeons souvent; de loin en loin, à la moindre apparence d'exagération de sa bronchite hivernale, nous lui appliquons des points de feu ou des vésicatoires et tout rentre dans un repos relatif qui nous fait dire de lui que c'est un tuberculeux jadis ensporulé immobilisé à cette période, guéri peut-être de la cause congestive, mais assurément pas des congestions pulmonaires. Il a soixante ans.

Il nous préoccupe, mais son fils et sa fille sont notre principal souci, au point de vue de l'avenir de leur santé et de l'hérédo-tuberculose maternelle.

Ici, nous avons eu la satisfaction de trouver un homme intelligent, qui, après explication, a compris pourquoi nous tenions à envoyer ses enfants à Salies-de-Béarn et à les soumettre au traitement résolutif et épurateur des germes tuberculeux.

En cette affaire, X... s'associe à nous avec d'autant plus de facilité que déjà, il le comprend, ses enfants sont ensporulés.

Ainsi, la fillette présente des ganglions sous les maxillaires et notamment un sous le menton; elle est débile et pâle, et sa croissance est immobilisée, elle mange à peine. Elle ressemble beaucoup, nous dit le père, à sa mère.

Le garçon, qui est l'aîné, est jaunâtre et brun comme le père, maigrot, cependant d'appétit vorace. Il est bien portant; mais c'est un garçon assidu, laborieux, d'intelligence appliquée et chez lequel nous voyons, avec quelque regret d'abord, une trop exclusive préoccupation d'avenir, un travail psychique trop acharné et enfin l'oubli des soins à donner au corps quand on en veut faire le support d'un esprit très cultivé. Ce jeune homme se destine à une profession libérale.

Ces deux enfants ont été à Salies trois fois. Leur père et moi sommes très satisfaits des modifications profondes que les bains de cette station ont imprimées à leur santé. Mlle X... est grasse et fraîche, elle a pris du corps; ses yeux sont nets; ses ganglions ont disparu, elle respire la santé. Sa menstruation s'est établie sans secousses. Le fils a grandi, il s'est fortifié; rien de menaçant au point de vue tuberculeux n'a rétrocédé chez lui, car il ne présentait que de la débilité; mais son amélioration est pour nous et sa famille une garantie de plus contre les aléas de la succession maternelle.

Dans cette observation, la modification profonde de la fille est le fait important à noter. Nous considérons, aujourd'hui, cette grande fille comme à l'abri de l'hérédo-tuberculose.

OBSERVATION V

Fille unique de père mort phtisique. — Empreintes sporulaires. — Traitement épurateur. — Bains de Salies-de-Béarn. — Guérison.

Cette demoiselle X... a perdu à six ans son père, grand propriétaire, qui est mort très lentement d'une phtisie laryngée et pulmonaire. Son état de consomption a duré longtemps en raison de l'air pur de la campagne qu'il habitait et d'une régularité parfaite de vie. Nous n'avons pu savoir si le mal tuberculeux procédait de l'hérédité ou de contamination accidentelle.

Sa fille unique est grande comme son père et a eu une première et une deuxième enfance cahotées et pleines de traverses. Elle est placée pour ses études dans un grand couvent de Bordeaux; mais, là, sa santé s'altère. Elle devient pâle, essoufflée;

elle tousse souvent d'une toux sèche. L'appétit est perdu. La mère alarmée nous présente sa fillette.

Nous la trouvons dans un état de profond affaiblissement. Elle est à peine réglée et a des pertes blanches. Sa face est pâlie; les joues en sont tombantes et flasques; elle est sans forces. A droite et en arrière, il y a un point pleural et de la gêne respiratoire. Les ganglions sous-maxillaires sont tuméfiés. La voix est rauque et affaiblie. Le tissu pulmonaire est respecté.

Nous conseillons le retour à la campagne où la santé se relève quelque peu. Après avoir fait quelques révulsions, tant par le vésicatoire que par les points de feu, et avoir administré de l'arsenic et du fer, nous envoyons Mlle X... à Salies-de-Béarn. Nous avions d'autant plus de hâte de l'y envoyer que la médication générale et le traitement de la pleurésie droite n'avaient donné que des résultats insuffisants.

Mlle X... est allée trois fois à Salies. Sa santé y a été profondément modifiée. Les craintes de sa mère et les nôtres n'ont plus de raison d'être. Il y a peu de temps, nous l'avons trouvée en un état si satisfaisant que nous n'avons pu lui refuser l'autorisation de se marier. D'ailleurs, aussitôt son mariage et pour parfaire la solidité de sa guérison, elle est retournée à Salies. Elle a aujourd'hui vingt-quatre ans et se porte très bien.

Encore là, nous avons tout lieu de croire que Mlle X... a échappé à la prédestination tuberculeuse de par son père.

OBSERVATION VI

Fils et frère de tuberculeux. — État général lymphatique ou sporulie lente ou scrofulose. — Début récent d'évolution tuberculeuse du côté de la plèvre. — Bronchite à répétitions sans lésions du tissu pulmonaire. — Adénites multiples. — Eaux de Salies. — Guérison.

X... est un jeune homme de dix-sept ans, fils de tuberculeux et frère de tuberculeux. Il vient de perdre successivement son père de phtisie pulmonaire, longue, à consomption lente; son frère vient d'être emporté rapidement par une phtisie suraiguë en moins d'un mois avec forme hémoptoïque.

En passant à Bordeaux, madame X... me conduit son fils pour me consulter sur les soins à prendre pour sauver son second et dernier enfant du sort de son père et de son frère.

J'examine le fils X... Dans son passé il y a eu un point pleurétique à droite. On y trouve encore du tiraillement interpleural, un peu d'obscurité de son et dans les grandes inspirations du frottement sec et vibrant, tout à fait pleural.

Il a une bronchite à répétition, sans crachats; mais, à part le vestige de la pleurésie du jeune âge, la respiration est nette et douce; rien d'alarmant de ce côté. Sous chaque maxillaire et au cou, il porte un cordon ganglionnaire. A droite, un ganglion a suppuré, comme en témoigne une cicatrice trop apparente. Il a une grosse figure pâle, un peu bouffie et tombante, des yeux rouges à leurs bords et sur la conjonctive; blépharite ciliaire et conjonctivite habituelle. L'oreille droite a suppuré et il est dur d'oreille, sinon sourd de ce côté.

Il est toujours en coryza suintant un liquide clair et sa voix est toujours nasale, sauf dans les grandes chaleurs.

D'ailleurs, ce jeune homme est nostalgique, ennuyé et, bien qu'il s'en défende, il redoute le sort de son père et de son frère. Nous considérons ce jeune homme comme un ensporulé où tout est préparé pour une ou plusieurs poussées de germination sporulaire dans quelque organe essentiel, méninges, poumons, plèvre ou péritoine.

De par son hérédité paternelle, en raison de la mort récente de son frère succombant à la phtisie aiguë; en raison de ses tendances propres et des ébauches si nettes des torpides localisations sporulaires tuberculeuses qu'il présente; de par son état scrofuleux enfin, nous le jugeons menacé à bref délai et nous l'envoyons, en toute hâte, à Salies-de-Béarn.

Dès la première saison X... est transformé; il prend trente bains. Il a repris un tout autre aspect; il est devenu fort, son teint a pris des couleurs. Sa torpeur habituelle a fait place à une activité inconnue jusque-là. Son cou a maigri, les ganglions sont très diminués, la bronchite à répétition a pris fin. Le coryza, la blépharite ciliaire, les poussées de conjonctivite ont disparu. Ce jeune homme, qu'effrayait à bon droit le sort de son père et de son frère, a repris courage et gaîté. Nous l'avons revu en cet état de transformation et nous eûmes quelque peine à le reconnaître. De loin en loin, pour éloigner la possibilité de retour du mal familial et pour assurer mieux encore son avenir de santé, il retourne à Salies, y prend vingt-cinq bains et s'en revient de plus en plus fortifié et délivré de sa trop légitime préoccupation.

OBSERVATION VII

Ostéo-périostite chondro-costale. Abcès ganglionnaire sous-maxillaire; tumeurs abdominales multiples de nature tuberculeuse. — Guérison par les eaux de Salies et les purgatifs.

Mme X..., fille d'un phtisique et d'une mère atteinte d'une double luxation congénitale des hanches, présente elle-même des adénites cervicales dont une a suppuré. Très dure d'oreille dans sa seconde enfance, elle est devenue tout à fait sourde à l'occasion d'une fièvre typhoïde contractée pendant sa jeunesse. Vers les vingt-cinq ans, elle souffre d'une ostéo-périostite de la quatrième côte gauche à la région précordiale, au niveau de la soudure chondro-costale. Les vésicatoires, les points de feu, l'iodure de potassium immobilisent sans la guérir cette lésion. Plus tard, elle présente quatre tumeurs éparses dans l'abdomen qui, de loin en loin, est sujet à des envahissements de péritonisme qui cèdent peu à peu au repos, à l'immobilité et à divers révulsifs. On sent à la palpation quatre groupes de ces tumeurs profondes, qui nous paraissent être des indurations de nature tuberculeuse localisées en grande abondance dans certains points du mésentère rappelant à s'y méprendre les pommelées de la vache. Ces tumeurs (¹) sont solides, l'une d'elles est ponctionnée avec une longue canule à dard exploratrice qui témoigne d'une dureté moyenne et homogène, sans liquide central.

(¹) Voir la figure 1.

Une saison à Salies-de-Béarn a suffi pour rendre du moelleux et de la souplesse au ventre et les tumeurs sont enfin entrées en résolution. Aujourd'hui, bien que sensible, l'abdomen se laisse aisément palper, et aux lieux et places des tumeurs d'antan, on trouve un petit noyau dur, difficile à saisir, vestiges fibreux des anciennes tumeurs. Elle a été purgée très souvent.

Ces tumeurs étaient sans nul doute des foyers considérables, accumulés les uns contre les autres, de nids cellulaires produits sous l'influence des organismes tuberculeux jeunes ou sporules du bacille de Koch. Heureusement enveloppées d'une barrière celluleuse serrée, ces grosses colonies sont restées immobilisées sans envahir tout le péritoine et sa cavité, et surtout sans se ramollir et s'ulcérer. Tout cela est devenu fibreux, atrophique.

OBSERVATION VIII

Hérédité paternelle. — Immobilisation et guérison
de l'hérédo-tuberculose du fils.

Le jeune fils X... a perdu son père de phtisie pulmonaire très longue à sept ans. Celui-ci, ancien vannier, qui avait vécu sagement et sobrement d'une vie trop claustrée, était un homme délicat et de tendances strumeuses très marquées. Ainsi, tout jeune, il avait eu une otite profonde et avait perdu l'ouïe d'un côté. Longtemps il a été pris de vertige de Menière et d'écoulement intermittent de l'oreille. Longtemps avant sa phtisie pulmonaire il avait souffert d'une pleurésie droite avec épanchement modéré, à propos de laquelle il reçut des soins prolongés. Il fut longtemps phtisique pleural, avant d'être phtisique pulmonaire. Tel était le père de X...; sa mère, au contraire, est une femme robuste, de grande vie, haute en couleur et en appétit. La note dominante de sa santé est l'arthritisme; elle est atteinte de coliques hépatiques, de migraines et d'un perpétuel lumbago.

Le jeune X..., à douze ans, quand je le vois, est un enfant malingre, maladif, pâle, de mauvais caractère, pardonnant difficilement aux autres son triste état de santé. Il contracte

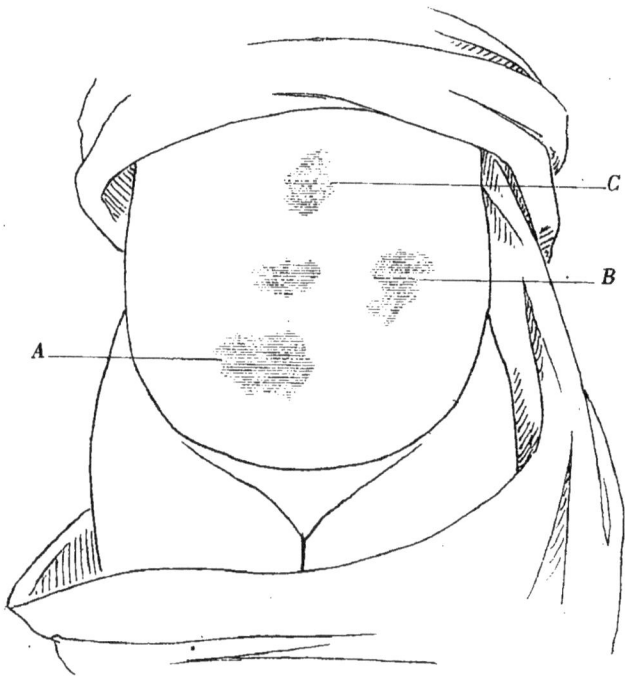

Fig. 1.

A, B, C Tumeurs pommelées.
B Tumeur ponctionnée.

souvent des rhumes sans gravité et tous les hivers il tousse ; la belle saison venue, la toux disparaît. Il a le cou enfoncé dans les épaules. Vu de devant, il a l'air d'un bossu dont le menton appuie sur la saillie sternale. Cependant, sa colonne vertébrale est droite. Il doit cet aspect à la brièveté de son cou et au développement anormal de sa face et surtout de sa mâchoire inférieure. Son aspect bestial s'exagère encore. En effet, les ganglions sous-maxillaires et cervicaux sont tuméfiés, durs, indolores et contribuent à élargir et à raccourcir le col. Il porte autour du grand trochanter gauche des cicatrices d'abcès froids encore un peu rouges. Sur le sternum, au niveau de la deuxième pièce, nous découvrons une autre cicatrice adhérente ; c'est un abcès contemporain des abcès péri-articulaires de la hanche, qui s'est ouvert lentement et s'est fermé plus lentement encore.

Tel est l'état du jeune X... quand je l'envoie à Salies-de-Béarn. Il y a de cela bientôt onze ans. Cet enfant n'a fait que deux saisons, à un an de distance, dans cette station et en voici le résultat, bien digne d'être mentionné :

Le jeune X..., dont la première partie de la vie était, comme santé, tout à fait dirigée du côté des tendances paternelles, a fait, après sa première et surtout sa deuxième saison à Salies, une brusque évolution du côté maternel.

A son retour, le jeune X... a pris des couleurs, de l'appétit, des forces, bien qu'il ait sensiblement maigri. La tuméfaction sous-maxillaire des ganglions s'est réduite considérablement. Mais le point remarquable qui nous a beaucoup frappé, c'est que cet enfant a été pris d'une poussée de croissance qui l'a transformé en quelques mois. Il a grandi, son cou s'est dégagé, son humeur atrabilaire et jalouse a fait place à une bonne humeur qu'on ne lui connaissait pas. La toux a cessé l'hiver suivant. Nous n'avons jamais vu pareille métamorphose. Mais le plus piquant, c'est qu'après la deuxième saison à Salies, X..., qui est devenu un beau garçon, est pris de migraines, d'accès d'oppression. Nous sommes obligés d'intervenir pour lui recommander un peu plus de sobriété. Aujourd'hui, il est devenu herpétique-arthritique ; il porte dans le dos quelques plaques de psoriaris. C'est un gourmand auquel nous sommes obligés, sa mère et moi, de faire de sévères remontrances.

Il a pris, au maximum, les tendances maternelles qui, certainement, seront très exagérées chez lui. Aujourd'hui, ce grand jeune homme, malgré tous les avis, est devenu un alcoolique; c'est à peine s'il a vingt-deux ans.

Nous citons ce cas dans le seul but de constater avec quelle puissance l'eau sursalée a modifié un état scrofuleux menaçant.

Nous ne serons pas surpris, si plus tard le jeune X... revient à la tuberculose, mais par l'alcoolisme, si celui-ci, en chemin, ne le tue pas prématurément.

OBSERVATION IX

*Hérédo-tuberculose. — Préservation. — Guérison
par l'hygiène et le traitement dépurateur.*

X... est originaire de la Normandie, où, il y a quarante ans, il était dans le commerce ou la fabrication des tissus. Il a aujourd'hui soixante-douze ans; c'est un vieillard bien conservé et encore alerte.

A trente-deux ans, il a perdu sa femme de phtisie vulgaire et longue. Il avait eu d'elle quatre enfants. Un est mort au sortir de nourrice de méningite tuberculeuse. Les trois autres, deux filles et un garçon, ont eu un avenir de santé différent.

Une fille, l'aînée, est morte, vers les vingt-huit ans, de phtisie pulmonaire lente, comme sa mère. L'autre fille a échappé à la phtisie, mais elle a eu du mal de Pott, guéri aujourd'hui, et une coxalgie très prononcée, heureusement immobilisée de bonne heure.

Ainsi donc, l'hérédité tuberculeuse dans la famille X... a, sur quatre, enlevé un premier enfant jeune, un autre adulte et marqué son empreinte sur le troisième, le quatrième seul a été respecté, bien qu'il dût être le plus menacé, étant le dernier né d'une mère tuberculeuse. Il se porte à merveille.

Il doit cela à son amour précoce pour tous les exercices du corps. Il aime l'escrime, la gymnastique, la chasse, les promenades, l'activité; c'est un sportsman distingué. De très bonne heure, les circonstances de la vie lui ont fourni l'heureuse occasion de développer sa musculature, de faire travailler sa peau, d'éliminer enfin ses sporules. Il a, jusqu'ici, échappé comme par miracle à l'hérédité maternelle. Depuis plusieurs années, à titre préservatif, il va se baigner à Salies, mais c'est par un suscroît de précaution que l'état présent si florissant de sa santé rend peut-être inutile.

Cette observation n'a de valeur que par le rapprochement du sort des autres enfants, frère et sœurs, avec celui du héros de cette histoire et surtout par la mise en lumière de l'influence d'une hygiène aussi puissamment éliminatrice et mise en œuvre de très bonne heure.

OBSERVATION X

Parents lymphatiques. — Dispositions tuberculeuses. Préservation. — Salies et purgatifs.

Mme X... a deux filles ; l'une a deux ans de plus que l'autre. Elles se ressemblent beaucoup au physique et au moral. Elles ont toujours vécu ensemble. L'aînée, à seize ans, succombe à une phtisie rapide ; la cadette est pâle, délicate, ganglionnaire au cou, mal réglée, leucorréique. Elle tousse toujours un peu. C'est une chlorotique très menacée et sur l'avenir de laquelle la famille a les plus grandes inquiétudes. On vit toujours dans la crainte de voir celle-ci succomber à la même maladie que son aînée.

Nous examinons cette demoiselle avec soin. C'est une anémique-lymphatique sans force et sans appétit. Elle est ganglionnaire ; son oreille droite a suppuré. Sauf la petite toux persistante, sa poitrine ne présente aucun symptôme alarmant. Au sommet de l'aisselle droite, il y a cependant un petit ganglion induré.

Le père est un alcoolique qui, jusqu'ici, supporte assez bien son alcoolisme ; il n'en est pas moins un gros lymphatique. La mère est une grosse femme, trop grasse, plus lymphatique que

son mari et dont l'enfance a été très cahotée. Elle est prodi-
gieusement végétarienne. Il n'y a pas eu de phtisiques dans le
ascendants, mais tout le côté maternel se compose de débiles et
de lymphatiques vulgaires. Les sœurs de la mère ou tantes de
notre prédisposée sont des valétudinaires que leur mauvaise
santé a condamnées au célibat. Bien qu'à mots couverts,
leur histoire cache mal une longue suite de lymphatiques et
de scrofuleux.

Dans tous les cas, jugeant cette jeune fille en état d'imminence d'envahissement tube culeux, redoutant pour celle ci le
sort de la première, nous l'avons envoyée à Salies-de-Béarn.
Avant e après son séjour à Salies, des purgatifs salins, métho-
diquement admin strés, ont préparé et compléié le traitement
thermal. Elle y est retournée une deuxième fois. La santé s'est
rapidement fortifiée. La jeune fille est aujourd'hui mariée et
mère de famille. Elle jouit d'une bel'e santé. Les parents et les
amis la trouvent méconnaissable Elle s'est promis de retourner
encore à Salies et d'y mener son enfant pour l'assurer contre la
maladie qui, autref. is, enleva sa sœur aînée et lui inspira tant
de craintes pour elle-même.

Cette observation ne vaut que par l'opposition si
considérable qui existe entre l'état de notre malade
avant et après son séjour à Salies-de-Béarn. Affirmer
que cette demoiselle était en état de préparation tuberculeux ou d'incubation dont l'éclosion était imminente,
serait dire très probablement la vérité ; mais dire que
Salies a opéré en elle une transformation telle que sa
santé n'inspire plus d'inquiétudes au point de vue
tubereuleux est là seule conclusion qui puisse ressortir
valablement de cette rapide observation.

Observation XI

Hérédo-tuberculose maternelle. — Préservation.

Mme X... est petite-fille et fille de tuberculeuses pulmonaires ; elle succombe au mal héréditaire vers les vingt-huit ans

en laissant trois enfants : un garçon qui meurt de broncho-pneumonie à deux ans ; une fille qui succombe à dix-neuf ans au mal maternel. Le garçon est un frêle, un maigre, très délicat et très menacé. Il n'a aucune empreinte sporulaire. Par précaution, il est envoyé en diverses stations d'eaux minérales, Cauterets, La Bourboule, Luchon, Amélie-les-Bains et Salies-de-Béarn. Toutes le remontent et affermissent son état. Il faut remarquer que ce jeune prédisposé est à sa vingt et unième année et qu'il a contre lui — ce qui est beaucoup — la lamentable histoire de ses précédents de famille ; mais, sauf une petite toux sans persistance et sans fièvre qui n'est pas inquiétante, il ne présente aucune détermination localisée de nature lymphatique. Nous le considérons comme un ensporulé silencieux, maintenu jusqu'ici en période d'incubation.

Les antécédents de sa famille l'obligent à une surveillance attentive. Salies-de-Béarn est, d'après lui, la station qui lui a fait le plus de bien. Il y est allé quatre fois. A son dire, il va se distraire partout ailleurs, mais à Salies il y va pour se soigner et accuse après chaque séjour une puissante tonification. Il se purge fréquemment. Aujourd'hui, le jeune X... touche à ses vingt-quatre ans, son allure, son appétit, ses forces, son état de morbidité de la seconde enfance et du début de l'adolescence, tout cela est complètement transformé. Aucune détermination prémonitoire sporulaire ne s'est montrée. La phtisie galopante est moins à craindre. Nous considérons M. X... comme préservé de l'hérédo-tuberculose.

Dans cette observation l'hérédité et le traitement éliminateur sont seuls en présence. Il n'y a pas ici à signaler des débuts de fixation tuberculeuse, non plus que des résolutions de nucléations sporulaires naissantes. Un côté seul est à noter ici : par les purgatifs et la balnéation sursalée, ce jeune homme échappe à la transmission tuberculeuse qui n'a épargné ni son frère ni sa sœur.

OBSERVATION XII

*Mal de Pott. — Guérison sans immobilisation absolue
par les bains de Salies et les purgatifs.*

X... est un gros homme de quarante ans environ ; il a toujours été fort, vigoureux, avec tendance à l'obésité. C'est un
clerc de notaire. Sa famille se compose de lymphatiques et de
maladifs, aussi bien du côté paternel que maternel. Il a trois
frères malades dont il est éloigné depuis longtemps et sur
lesquels il ne nous fixe pas avec précision, cependant l'un des
trois a été réformé au conseil de revision. Tout cela est fort
suspect. Un quatrième frère, le plus jeune, est mort récemment
de phtisie abdominale.

X... nous soumet en 1883 une tumeur au niveau de la
deuxième vertèbre lombaire. A la pression, il y avait de la
douleur au niveau des apophyses épineuses des trois dernières
vertèbres dorsales. Nous ouvrons l'abcès sous-cutané qui allait
bientôt s'ouvrir spontanément. Le stylet remonte haut et nous
fait percevoir une surface tomenteuse, mollasse, facilement
saignante au niveau de la lame gauche de la onzième vertèbre
dorsale. Nous appliquons, *larga manu,* de nombreux points
de feu au-dessus et au-dessous de l'abcès vertébral ; nous iodu-
rons notre malade : 50 centigrammes par jour. L'abcès se vide,
l'ouverture se ferme, puis se rouvre ; et pendant une année,
nous passons ainsi par des périodes d'ouverture, de fermeture
du trajet fistuleux. Un cobaye inoculé avec ce pus fait d'abord
un abcès local et prend une tuberculose sporulaire généralisée.
Fatigué de voir durer l'état profond qui entretient la fistule
lombaire, nous envoyons X... à Salies. Après la première
saison, la fistule s'oblitère pour se rouvrir trois mois après.
Depuis la deuxième saison, la cicatrisation est devenue permanente. Depuis quatre ans, la suppuration, la douleur à la
pression ont disparu. La guérison est absolue.

La résolution des nids sporulaires est ici incontestable.

OBSERVATION XIII

Hérédité. — Traitement épurateur. — Guérison.

Les époux X... ont émigré en ville encore jeunes et récemment mariés. Tous les deux sont débiles, pâles; la femme X... surtout est une ganglionnaire, chlorotique, leucorréique et dysménorréique. Elle est grasse et pâle. Elle porte des cicatrices d'abcès ganglionnaires au cou. Elle a de la blépharite chronique. Les époux X... ont perdu quatre enfants en bas-âge. Les trois premiers ont succombé à des méningites tuberculeuses; le quatrième est mort de broncho-pneumonie à la période terminale d'une coqueluche très intense. Ils ont un garçon encore vivant qui, en raison de ses tendances et de l'histoire de ses frères et sœurs, a longtemps inspiré à ses parents les plus vives craintes et aussi les plus justifiées.

Cet enfant, en effet, était plus chétif et plus menacé que les autres. Sa première enfance avait été très malheureuse. D'abord une nourrice mercenaire sans lait l'avait nourri de soupe prématurément; la diarrhée avait failli l'emporter; les poussées dentaires déterminaient des bronchites et des entérites de longue durée et de haute gravité. En outre, cet enfant alarmait sa famille en raison du volume de sa tête qui paraissait le destiner plus aisément encore à quelque affection encéphalique tuberculeuse.

Il y a environ onze ans que cet enfant nous fut confié. Voici brièvement son état et l'exposé du traitement conseillé et appliqué avec fidélité par les parents du jeune X... Le jeune X... a douze ans; il paraît en avoir huit ou neuf. Tous les ganglions sous-maxillaires cervicaux et, d'un côté, les ganglions axillaires sont durs et grossis. Il est bouffi et de teint jaunâtre. Il mange peu et ne veut qu'une seule chose, le repos.

Voici le traitement :

Deux fois par mois, une purgation tantôt avec huile de ricin dans du bouillon ou du café noir sucré, tantôt avec une décoction légère de feuilles de séné; de 4 à 6 grammes de feuilles de séné pour une tasse d'eau édulcorée avec du sirop de Tolu.

En outre, l'enfant, avec son lait ou son café au lait ou son chocolat du matin, absorbait 30 centigrammes d'iodure de potassium. Le traitement ioduré durait un mois, était suspendu un mois et ainsi repris et quitté alternativement pendant la période de l'année qui s'écoule de mai à octobre. Cela représentait un traitement ioduré d'environ trois mois par an.

Nous avons évité, avec soin, d'administrer l'iodure pendant l'hiver de peur d'infliger à l'enfant des bronchites iodiques qui auraient inquiété les parents en les détournant de la constance nécessaire que réclame ce traitement éliminateur.

Enfin, pendant la belle saison et surtout en juillet, août et septembre, Mme X... donnait à son enfant des bains chauds salés (de quatre à cinq kilog.), d'une demi-heure de durée. Tout alla bien. Après trois ans de ce traitement, l'enfant était heureusement modifié et transformé. Mais il lui manquait encore cette poussée heureuse de croissance qui est l'étape dernière de la taille de l'adolescent. Puis enfin, il fallait asseoir de plus solide manière et de façon définitive cette santé qui ne laissait pas de nous inspirer encore des craintes.

Les circonstances devenues plus favorables au point de vue pécuniaire permirent aux époux X... d'envoyer leur fils à Salies trois années consécutives. La transformation fut complète.

Aujourd'hui, le fils X... est un beau et bon garçon qui a échappé à l'infection tuberculeuse. Il est militaire aujourd'hui et ne rappelle en rien la souche dont il émane. Il jouit d'une santé parfaite.

Les purgatifs, l'iodure, les bains salés artificiels, les bains de Salies naturels et de plus profonde action résolutive et stimulante ont épuré et guéri ce jeune homme.

OBSERVATION XIV

*Hérédité lymphatique. — Péritonite tuberculeuse sporulaire.
— Mal de Pott sporulaire consécutif. — Immobilisation,
révulsion. — Bains de Salies-de-Béarn. — Guérison* ([1]).

L'observation qui suit, vient à l'appui de la réinté-
gration du tissu osseux vertébral, de la résolution de
tumeurs abdominales immobilisées longtemps, à l'âge
des lésions sporulaires.

Mlle X... est une grosse fille à chair rose et blanche, un peu
bouffie de la figure et d'allure un peu molle. Elle approche
des dix-huit ans. Elle descend d'une souche lymphatique d'un
côté, arthritique et eczémateuse de l'autre. Dans cet enchevêtre-
ment de tendances héréditaires une domine, c'est le lymphatisme. Jusqu'ici Mlle X... n'a guère présenté que des éruptions
herpétiformes derrière les oreilles et au niveau de l'insertion
des pendants. Pour ces éruptions elle a été conduite plusieurs
fois à Cauterets dont sa santé générale, aussi bien que ses
déterminations herpétiques, ont retiré d'excellents effets.

Nous ne pûmes obtenir alors qu'on envoyât cette enfant à
Salies-de-Béarn, car l'aspect extérieur de Mlle X..., aussi bien
que ses précédents de famille, me faisaient craindre quelque
brusque apparition d'une lésion tuberculeuse. A titre préventif,
nous conseillâmes donc l'envoi à Salies, mais sans succès.

Peu de temps après, un événement de l'ordre de ceux que
nous redoutions survint en juillet 1886. Voici ce fait : A la
suite d'une soirée dansante, Mlle X..., qui avait dansé comme
toutes ses compagnes, ni trop ni trop peu, est prise de douleurs
de ventre, de symptômes de péritonisme et enfin d'une péritonite partielle qui occupait le segment hypogastrique de l'abdomen. Contre cet état, les vésicatoires, le repos, etc., etc., tout
fut mis en œuvre avec succès; mais le ventre gardait encore
une sensibilité extrême.

[1] Cette observation a été prise en collaboration avec MM. les Drs Oré et
Courtin, de Bordeaux, qui, avec nous, ont soigné cette malade.

9

Après cinq mois d'une amélioration incomplète et après une fatigue du même genre que la première à l'occasion de laquelle le mal avait récidivé, Mlle X... est reprise d'une nouvelle poussée de péritonite, cette fois plus aiguë. L'état aigu s'améliore rapidement encore sous l'influence du même traitement, mais il reste un endolorissement général du ventre plus marqué et un gonflement très notable. L'abdomen est tendu, très sensible; la malade ne permet que des tentatives restreintes de palpation. Elle pouvait à peine marcher ou se tenir debout.

En palpant de notre mieux l'abdomen, nous trouvons trois groupes de tumeurs ou plutôt trois saillies très douloureuses, surtout dans l'hypocondre gauche, qui paraissaient reposer sur un fonds commun dur et très sensible. Le ventre est très tendu, sans souplesse et conserve son grand volume. Il y a du tympanisme et point de liquide. La figure 1 donne l'idée de la localisation des tumeurs abdominales.

Au creux épigastrique on sent une dureté saillante qui dénote un premier plan d'induration; à l'hypocondre gauche, le groupe le plus important en étendue et d'une grande sensibilité occupe une large surface, s'enfonce dans le petit bassin et présente trois ou quatre saillies dures; dans la partie droite du ventre on sent un groupe plus large que le groupe épigastrique et beaucoup moins que le groupe hypocondriaque gauche. Entre ces trois groupes la surface abdominale donne à la main une sensation de dureté, et si la palpation en est mieux tolérée, on pourrait encore trouver des groupes secondaires moins développés que les trois importants que nous signalons. A notre avis, ce sont là de véritables pommelées rappelant les tumeurs tuberculeuses des bovidés. Le volume des parties saillantes de chacun de ces groupes se rapproche des pommes d'api avec moins de régularité de surface. Le substratum commun et induré sur lequel tout cela repose paraît être formé par la totalité du péritoine agglutiné et induré sur la masse immobilisée de l'intestin. Le travail digestif, les mouvements intestinaux provoquent des réflexes intenses que caractérisent les cris, le hoquet, des efforts de vomissements, de la perte de connaissance, des convulsions et un déluge de larmes entrecoupés de soupirs qui marquent la fin de ces attaques d'hystérie symptomatique et de la digestion. Chaque repas, si modeste soit-il,

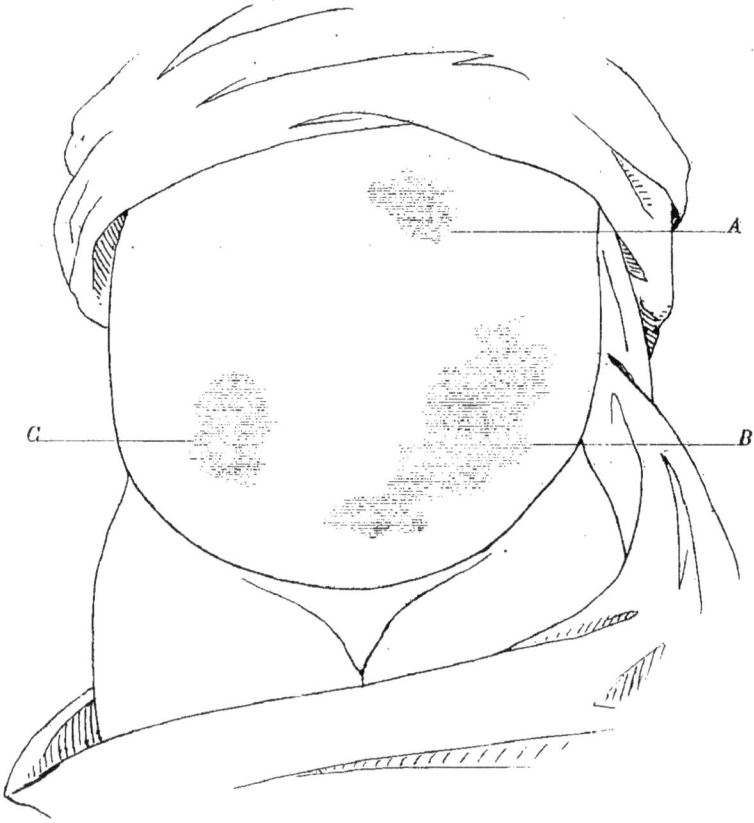

Fig. 1.

A Groupe épigastrique.
B Groupe du flanc gauche.
C Groupe du flanc droit.

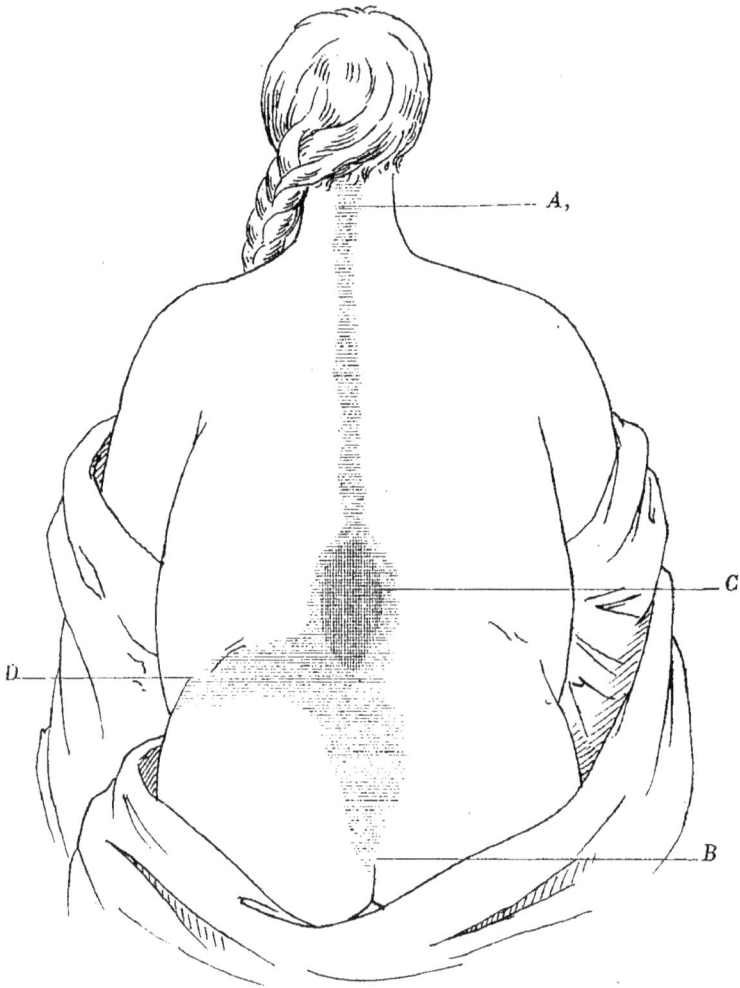

Fig. 2.

A, B Ligne vertébrale de la douleur spontanée et provoquée.
    C Zone du maximum de la douleur dont l'apparition et la disparition
       ont coïncidé avec le début et la fin de la paraplégie.
    D Zone douloureuse de la crête iliaque.

est une grosse affaire q e la malade redoute. Enfin, à tout cela s'ajoute une constipation opiniâtre qu'explique bien l'immobilsation intestinale. D'ailleurs, les poussées du diaphragme et de l'enceinte abdominale nécessaires à la défécation étaient d s occasions nouvelles de souffrances et des provocations aux attaques nerveuses pleines de mouvements désordonnés ou régulièrement rythmés.

Nous luttons contre la constipation par des laxatifs réitérés, l'huile de ricin. Nous tenons la main aux purgations autant pour lutter contre l'immobilité intestinale que pour exciter les él minations du tube digestif et délivrer l'économie des spores tuberculeuses.

La péritonite chronique est désormais constituée; de loin en loin, il y a bien quelque poussée sous-aiguë autour des anciens noyaux d'induration.

Nous condamnons, et, pas sans résistance, notre jeune malade au repos absolu. Nous étions en pourparlers pour imposer enfin l'emploi d'une gouttière, quand cette mesure nous fut encore plus imposée par de nouveaux et graves accidents de même nature, mais de siège différent.

En effet, pendant que la famille et nous-même étions absorbés par la scène morbide qui se passait dans le ventre, dans le péritoine et dans la mise en branle du système nerveux, très insidieusement et obscurément d'abord se faisait une infiltration spor laire tuberculeuse du tissu osseux de toute la colonne vertéb ale, de l'os iliaque gauche dans sa crête, du sacrum et du coccyx. Les membres inférieurs deviennent inertes; nous sommes en présence d'une paralysie qui s'augmente graduellement. La sensibilité est d minuée, mais le mouvement est comp ètement aboli. Nous étions à cette période d'aggravation quand une consultation provoquée à notre insti ation décida la famille à envoyer la malade aux ea x de Salies-de-Béarn. Mlle X... part t pour Salies en septembre 1887. Nous passons les côtés épisodiques de ce voyage qui ne fut qu'une long e et violen e attaque d'hys érie, composée d'accès subintrants que provoq aient le mouvement du wagon, la fatigue et les réactions sur le système nerveux des souffrances du support vertébral. Cette première saison à Salies-de-Béarn apporta un mieux dans le nombre et l'intensité des attaques nerveuses, mais le gain n'était pas considérable. Il eût été bien plus rapidement acquis par l'immobilisation préalable et méthodique dans une gouttière, si Mlle X... et sa famille, mal conseillées, n'eussent opposé à ce moyen la plus opiniâtre et la moins éclairée des résistances. Cependant, après une lutte où la malade, enfin convaincue, prit parti pour l'immobilisation absolue contre sa mère, nous la plaçâmes dans une gouttière générale de Bonnet. Ceci se passait en janvier 1888. Avant de l'y mettre, voici quel était l'état du ventre et de la colonne vertébrale de Mlle X...

Le ventre était toujours volumineux et sensible. Salies n'avait amené aucun changement notable de son volume; la pression des couvertures était toujours redoutée, et ce n'était que sous la condition d'une palpation tout à fait légère, que Mlle X... permettait l'examen de son ventre. On y sentait sans modification appréciable la même résistance, la même perte de souplesse et les mêmes noyaux saillants et douloureux aux points marqués en la figure 1.

Du côté de la colonne vertébrale, la pression modérée provoque de vives douleurs de la nuque au sacrum et au coccyx. Un point de sensibilité plus marqué apparaît dans l'étendue des trois dernières vertèbres dorsales. La douleur y est constante, spontanée. C'est là que retentit le moindre mouvement de l'axe osseux. C'est en ce point que nous rapportons la compression de la moelle dont l'état paralytique des membres inférieurs est la conséquence. Il n'y a cependant, en ce point, ni saillie ni déviation; il semble que le canal vertébral y est rétréci par la lésion osseuse et comprime la moelle épinière.

La figure 2 précise les espaces douloureux et son point maximum dorsal.

Mlle X... reste volontiers immobilisée, car mieux que personne elle a vite compris combien le repos du squelette diminue les douleurs de l'axe osseux malade et favorise la lente reconstitution de son tissu à l'état normal. En effet, à la faveur de l'immobilisation, les douleurs rachidiennes, leurs réflexes généraux sur le système nerveux et les attaques d'hystérie symptomatique si violentes et si fréquentes prennent fin.

En mai 1888 Mlle X... retourne à Salies-de-Béarn dans son appareil et sans attaques ni douleurs.

Après la deuxième saison à Salies, l'amélioration s'accentue. M. le Dr Dupourquet dirige soigneusement le traitement thermal et, vu l'excitabilité de notre malade, combine la stimulation des eaux sursalées avec l'action calmante et modératrice des eaux-mères; nous soulignons, en passant, ce point important.

Entre la deuxième et la troisième saison de Salies, nous faisons électriser notre malade par M. Lacaze, un de nos internes les plus distingués de l'hôpital Saint-André de Bordeaux. Nous assistons bientôt au réveil de la puissance musculaire des membres inférieurs, mais la malade ne peut encore ni supporter le poids de son corps ni à plus forte raison marcher. L'abdomen a diminué sensiblement de volume, mais la sensibilité, les duretés diverses que la palpation y révèle, sont toujours dans le même état. En septembre 1889, Mlle X... revient pour la troisième fois à Salies-de-Béarn. Cette fois, le voyage est facile, les bains sont bien supportés. La malade, très raisonnable sort de l'appareil pour aller au bain où on la transporte sur un brancard. Après cette saison le mieux est très accentué, c'est surtout le squelette qui en a profité, beaucoup plus que la lésion abdominale. Les deux déterminations tuberculeuses, le mal de Pott, les pommelées abdominales sont en voie rapide de résolution.

D'octobre 1889 au mois d'août 1890, Mlle X... commence à sortir de l'appareil. Par intervalles nous faisons de l'électricité et nous appliquons des points de feu sur le ventre et sur la colonne vertébrale, dont le bas conserve encore un peu de sensibilité. Enfin, l'appareil d'immobilisation est abandonné. Mlle X... a repris la vie commune. Elle va et vient et même abuse un peu de son amélioration et se fatigue. Sa ressource dans ces cas est de dormir dans sa gouttière, qui est bien faite et qui lui permet un repos plus complet de sa colonne vertébrale.

En août 1890, autre saison à Salies; cette fois-ci, la gouttière est décidément mise de côté. Le mieux est aussi satisfaisant que possible.

Enfin en 1891, au mois de mai-juin, Mlle X... retourne à Salies. Avant son départ, avec M. le Dr Courtin, nous l'examinons et constatons l'état suivant qui, mis en parallèle avec son état avant le premier voyage à Salies, est plein d'utiles enseignements.

La colonne vertébrale est presque indolore à la pression, sauf en un point très précis, qui correspond aux dernières vertèbres dorsales, et là encore la douleur est fort modérée.

Il n'y a que ce point à noter dans l'état vertébral, qui a beaucoup plus gagné que l'état abdominal.

Le ventre a repris sa souplesse si longtemps perdue et est presque revenu au volume normal; sous la paroi, les groupes de tumeurs se distinguent plus aisément; elle sont dures, mieux limitées et ne reposent plus sur ce fond uniformément dur et tendu des années précédentes. Elles sont encore douloureuses, mais à un très moindre degré. Les fonctions intestinales, bien que toujours allanguies, ont repris un peu plus de régularité. La fatigue porte toujours sur le ventre et l'hypocondre gauche.

De concert avec M. le Dr Courtin, nous conseillons une ceinture abdominale un peu compressive pour hâter la résolution et la transformation fibreuse des tumeurs abdominales.

Nous insistons, pour aller plus vite, sur l'utilité d'un purgatif une fois par semaine et pour aider ainsi l'effet résolutif des bains de Salies.

Nous avons tout lieu d'espérer qu'après cette saison Mⁿᵉ X..., déjà en excellent état, sera tout à fait rétablie.

Nous signalons cette guérison à l'appui de nos idées sur le mal tuberculeux sporulaire et sur son traitement. Tant qu'il n'y a ni caséification, ni ulcération, il ne faut pas désespérer, ni abandonner le traitement par l'épuration sporulaire dont nous avons parlé.

Ici, on peut voir que le tissu osseux, bien qu'au premier abord cela paraisse surprenant, se prête à une rénovation totale de ses éléments constitutifs et que l'immobilité d'abord, la balnéation sursalée et le traitement dépurateur ensuite, peuvent réclamer la meilleure part dans cette remarquable guérison.

§ III. — *Hygiène des prédisposés aux tuberculoses.*

Les enfants de scrofuleux ou de tuberculeux peuvent se classer en trois groupes. Le premier comprend des enfants qui ne présentent de fâcheux que les précédents scrofuleux ou tuberculeux de leurs parents. Ils n'ont encore dans leur bas-âge aucune tare appréciable. Chez ceux-là l'hygiène préservatrice est de facile application; leur état présent ne doit inspirer aucune sécurité pour l'avenir. C'est pour eux qui ne paraissent en rien menacés qu'il est difficile de faire accepter une hygiène spéciale et un traitement préservateur.

Le deuxième groupe comprend les enfants déjà atteints dès la deuxième ou troisième année des tuberculoses externes, osseuses, articulaires, ganglionnaires, cutanées. A ceux-là l'hygiène expulsive des spores est nécessaire. Sans elle, avec le temps, on verrait se multiplier les localisations sporulaires d'abord et plus tard bacillaires. La multiplicité des lésions indique avec quelle constance il faut renouveler les solides et les liquides de l'organisme avant des fixations plus profondes sur des organes plus essentiels.

Enfin, le troisième groupe comprend les enfants d'habitude plus âgés, qui vers les six, sept, huit, jusqu'à seize et vingt ans sont de véritables phtisiques, atteints dans leur péritoine, dans leurs poumons, dans leur colonne vertébrale ou dans quelque grosse articulation de lésions larges et de haute gravité.

Ce groupe est le plus nombreux, c'est le gros de l'armée tuberculeuse. Il se compose d'enfants et de jeunes gens surchargés de sporules, encombrés dans leurs voies d'excrétion, blancs, bouffis, regorgeant de

globules blancs et remplis déjà de localisations sporulaires et souvent bacillaires.

C'est en vue d'éviter l'accession des enfants à cette
plénitude de germes qu'il faut mettre en œuvre, dès
la deuxième année, l'hygiène *desporulante,* épurative,
dont voici les grandes lignes :

Exercices musculaires proportionnés à l'âge, marche
en plein air, courses méthodiques, mouvements rythmés des bras, des jambes et du tronc. Petites haltères,
jeux variés non méthodiques, boules, balles, cerceaux,
quilles, frictions sèches après tous les exercices et tout
travail de la peau, enfin toute la facile gymnastique des
bébés.

A cet âge, après avoir assuré un surcroît de dépenses
organiques et un renouvellement plus rapide des tissus
et des liquides du corps, il faut encore s'adresser à des
moyens plus puissants qui tendent au même but, l'expulsion sporulaire.

Les purgatifs peu énergiques, les seuls que tolère
cet âge, comme l'huile de ricin, les limonades purga-
tives, les amandés huileux, etc., etc., activent les éliminations intestinales par lesquelles s'échappent les
spores tuberculeuses. A cet âge, il n'est pas toujours
facile de purger les enfants, pour lesquels il est malaisé
de trouver des purgatifs à la fois agréables et efficaces.
Tout en utilisant les purgatifs administrés méthodi-
quement, deux ou trois fois par mois pour les premières années, on peut stimuler toutes les fonctions
intestinales et cutanées et le renouvellement rapide
de la forme vivante par les bains sulfureux, les bains
salés et les frictions sèches sur toute la surface
cutanée. Celles-ci doivent toujours suivre le bain.
Les douches froides sont à redouter en raison de l'in-

suffisance des réactions; nous préférons les douches chaudes.

Nous considérons tous ces moyens comme appartenant à la fois à l'hygiène et à la médication des ensporulés tuberculeux.

Enfin, si le clinicien n'est pas satisfait encore de l'action de ces divers moyens très patiemment et très longuement appliqués; s'il ne trouve pas suffisant le relèvement de la santé de ses petits malades; si les ganglions tardent à se résoudre; si les muqueuses conservent leur habituelle morbidesse; si les grandes fonctions de nutrition ne sont pas arrivées à un degré suffisant de rénovation profonde, il est utile alors de recourir à la médication iodurée et à la balnéation sursalée telle qu'elle se pratique à Salies-de-Béarn et dans toutes les stations de ce genre. A la suite de ces moyens déperditeurs et stimulateurs, les forces se relèvent chez ces petits malades et le relèvement est tout à fait en harmonie avec la rapidité de cette dépense. Tous les jours, dans le bas-âge, administré par périodes, dans du lait sucré aux minimes doses de 10 à 15 ou 20 centigrammes, ce médicament exerce une action très efficace sur les déterminations nucléaires des sporules.

§ IV. — *L'iodure de potassium.*

Voici un médicament dont le traitement préventif antiscrofuleux et antituberculeux ne saurait se passer. Il contribue puissamment à l'épuration sporulaire tuberculeuse des enfants héréditairement menacés et déjà en période d'incubation ou même d'éclosion. Ce n'est point un antiscrofuleux ou un antituberculeux direct toxique pour les germes tuberculeux. Non, c'est

par un tout autre mécanisme qu'il devient antiscrofuleux et antituberculeux indirect. Il agit de deux
manières qui convergent vers un même résultat. Il
liquéfie d'abord le ciment intercellulaire et dissocie les
cellules de nouvelle formation qui constituent les nids
sporulaires. Il n'agit point en dissolvant les cellules
néoformées elles-mêmes, placées autour de la spore
ou des spores, mais en les baignant dans un plasma
plus abondant et plus liquide qui agit alors comme un
agent d'interposition et de séparation.

A ce premier acte dissociateur en succède un autre,
conséquence du premier ; c'est l'enlèvement des cellules
délivrées de leur adhérence et de leur mutuelle pression, que l'appel devenu plus puissant du plasma
interstitiel pousse énergiquement vers toutes les portes
de sortie.

L'iodure de potassium est donc un dissociateur des
premiers nids sporulaires et un expulseur de ces nids
et des spores y contenues. Si le fagocytisme est une
vérité, les cellules blanches chargées des spores des
bactéries sont chassées plus rapidement et en plus
grande abondance. Mais, incitée ou non par les fago-
cytes, l'expulsion des spores est certaine. Le pouvoir
expulseur échoue contre l'état fibreux du kyste caséeux.
Employé de bonne heure, en somme, il rejette de
l'économie, et à la fois, le berceau et l'enfant du parasite
tuberculeux. Nous assistons d'ailleurs à ces actes
intimes. Ne voyons-nous pas, tous les jours, les premières manifestations scrofuleuses des enfants, les
adénites du cou, les ostéites et les périostéites et des
lésions induratives de certaines muqueuses se résoudre
sous l'influence de l'iode ou de l'iodure?

. C'est ainsi qu'il faut, croyons-nous, comprendre

l'intimité des actions synergiques de ce remède, à la fois dissociateur et éliminateur qui fait en somme de la résolution.

Mais ces actes définitifs tiennent à une qualité plus haute de ce médicament. Il est résolutif en vertu de sa puissance d'oxydation; il pousse aux combustions interstitielles et donne une vigoureuse impulsion à l'assimilation et à la désassimilation. Les secrétions et excrétions subissent une telle exaltation dans tous les appareils glandulaires du tube digestif, foie surtout y compris, de la peau et de l'appareil urinaire, que la rénovation des liquides et des solides en est extraordinairement augmentée. Si de certains agents médicamenteux ou alimentaires on a pu dire qu'ils étaient des antidéperditeurs ou des agents d'épargne, de l'iodure de potassium on peut dire que c'est un agent actif de dépense organique.

Pour le praticien, la règle de son emploi est dans la proportion de sa dose en regard de l'effet à obtenir et de la résistance du malade.

Trop longtemps administré, il affaiblit, amaigrit les enfants, et finit par assécher les glandes. Voilà pourquoi son administration doit être intermittente; c'est une série de coups de fouet qui pousse à la nutrition plus rapide; il faut savoir suspendre et reprendre ce traitement avec un grand sens clinique.

Les petits menacés maigrissent, il est vrai, mais leurs forces sont augmentées, leur teint blafard s'améliore et les résolutions surviennent.

Pendant l'hiver, la gymnastique, les purgatifs; pendant l'été, l'iodure de potassium, les bains sulfureux et surtout les bains salés suffisent à l'épuration sporulaire et réforment ces candidats à la tuberculose.

Les trois groupes de menacés que nous visons ici sont justiciables de ce traitement, que le clinicien doit proportionner à l'intensité de l'ensporulement congénital, dont il peut juger par la quantité et l'étendue des premières lésions sporulaires de la scrofulose.

§ V. — *L'alimentation des hérédo-tuberculeux et des prédisposés aux tuberculoses.*

Il faut éviter de pousser ces enfants à la graisse. Ils n'ont que trop de tendances à l'obésité précoce et aux molles allures. Puis l'engraissement témoigne toujours d'économies et de surcharges que l'on doit redouter chez des enfants qui pèchent plutôt par excès de rétention que par excès de restitution. En outre, toutes les formes si variées de la gymnastique enfantine, nécessaires au traitement prophylactique éliminateur des germes, deviendraient tout à fait insupportables à ces lourds et paresseux enfants. Le grand art est de leur faire accepter comme un jeu cette hygiène, ces exercices si salutaires. L'enfant gros et gras ne s'y prêterait qu'avec peine. Il vaut donc mieux pour eux une nourriture mixte où dominent cependant toutes les viandes, tous les poissons, tous les fromages, les œufs et en général tous les aliments très nourrissants sous un petit volume. Cette hygiène alimentaire les dispose à une plus grande puissance musculaire tout à fait en harmonie avec la nécessité d'expulser par l'exercice et une rénovation aisée et rapide les germes héréditaires. Donc il faudra à ces enfants une dentition surveillée et toujours en bon état, car chez eux elle présente les deux situations extrêmes, avec une foule de degrés intermédiaires entre le très bien et le très mal.

Il faut éviter de faire d'eux des végétariens avec de précoces dilatations de l'estomac et cette somnolente paresse qui suit la digestion toujours trop longue des amis trop zélés du pain, des soupes, des légumes, etc.

Dans cette hygiène et ce traitement prophylactique, comme on peut voir, il y faut porter cette puissance tranquille et résolue, la persévérance, ce long et bon vouloir qui seul vient à bout de ces états justement dits *constitutionnels*.

Hygiène et médication se tiennent, ici, très étroitement et sont faciles et accessibles à tous.

Nous passons volontiers sur l'hygiène de la respiration, cependant si importante, mais si connue.

Dans les cas vraiment très graves où la prophylaxie et le traitement préservateurs n'ont pu être appliqués, on se trouve en présence d'états sporulaires profonds et de grande étendue dont il ne faut pas désespérer. Même à cette période, les purgatifs, l'iodure de potassium et les bains sursalés font rétrocéder les lésions les plus profondes et les plus graves. Nous renvoyons à l'observation XIV, page 119; le lecteur y trouvera une preuve de la puissance résolutive des bains de Salies, combinée avec le traitement spoliateur que nous préconisons. C'est pour ces cas rebelles à la médication éliminatoire et tonique que nous conseillons surtout Salies-de-Béarn. Nous n'hésitons pas à envoyer à cette remarquable station ces cas d'extrême gravité jusqu'à deux fois par an.

On a pu lire aux observations les beaux résultats obtenus dans les divers degrés de l'ensporulement tuberculeux. Par eux on peut se rendre compte des résultats possibles, certainement plus importants et plus assurés quand cette hygiène et cette médication sont appliquées de fort bonne heure, à l'âge où la spore tuberculeuse n'a point encore édifié son nid d'immobile fixation.

CONCLUSIONS

§ VI. — De ce qui précède nous tirons les conclusions suivantes :

I. — L'hérédo-tuberculeux, plus ou moins de temps après sa naissance, est atteint de localisations tuberculeuses. En général, ces localisations augmentent avec l'âge en profondeur, en étendue, en confluence, en gravité. Elles atteignent leur maximum de fréquence et font le plus de victimes en pleine adolescence. Dans le bas-âge, il existe une période, de durée variable, dans laquelle les spores tuberculeuses sont encore mobiles et mobilisables et de plus ou moins facile élimination.

C'est la période d'inertie silencieuse de l'ensemencement tuberculeux congénital.

II. — Cette période de sommeil des spores ou d'ensemencement, sans lésions comme sans symptômes saisissables, dure plus ou moins, suivant la quantité des germes congénitalement accumulés et la plus ou moins grande facilité de leur élimination.

III. — Les hérédo-tuberculeux éliminent spontanément et par plusieurs voies leurs germes tuberculeux. Leur matière fécale, leur urine, leur sperme sont infectés et tuberculisent les cobayes. Le sang, la sueur, la salive, les larmes probablement sporulifères attendent encore la démonstration de leur infectiosité.

IV. — La tuberculose héréditaire est surtout une maladie de rétention parasitaire. L'hérédo-tuberculeux se sauve ou non. Il présente des lésions plus ou moins nombreuses suivant la richesse de son ensporulation et sa puissance d'élimination.

V. — Nous ne saurions dire encore, même après les expériences de R. Koch, si la tuberculose tue plus par l'encombrement des organes et les désordres qui en dérivent, que par l'action toxique des ptomaïnes ou toxines émanées de l'agent infectieux.

VI. — Le traitement préventif de l'hérédo-tuberculose, imitant en cela la nature, consiste d'abord à hâter, dès l'enfance, l'expulsion des germes tuberculeux; ensuite à résoudre les nids sporulaires avant leur trop solide fixation et leur encellulement fibro-conjonctif. Le traitement est double, éliminateur et résolutif.

VII. — On doit procéder à l'expulsion sporulaire dès la première enfance avec les ménagements que réclame ce très jeune âge. Jusqu'à la puberté il est bon d'appliquer le traitement expulsif avec les interruptions nécessaires et l'énergie qui se peut mesurer d'une part à l'intensité des imminences tuberculeuses et à l'état général des forces.

Les purgatifs réitérés et harmonisés à l'âge et aux forces des ensporulés, l'exaltation méthodique des fonctions cutanées, du jeu musculaire doivent être les premiers facteurs de l'élimination sporulaire.

Comme c'est le foie qui porte dehors le plus grand nombre de sporules, c'est lui dont on devra stimuler la sécrétion et l'excrétion.

A ces éliminations thérapeutiques, il faut joindre, sans même attendre de plus formelles indications, l'emploi cliniquement mesuré de l'iodure de potassium, le plus puissant des médicaments éliminateurs et des résolutifs, à la stimulation cutanée de différentes variétés de bains excitateurs.

Tous les excitateurs cutanés, les bains sulfureux, les bains salés surtout et, dans les cas de fixations sporulaires plus tenaces à combattre, les bains si puissants de Salies-de-Béarn, sont des adjuvants précieux et remplissent efficacement la deuxième indication : la résolution des nids sporulaires.

Nous recommandons tout spécialement les bains de Salies-de-Béarn non seulement en raison de leur extrême salure, mais aussi parce que les eaux-mères de la saline permettent de mesurer et de faire tolérer l'excitation parfois trop vive des bains chlorurés sodiques iodo-bromurés.

VII. — *Documents expérimentaux.* — *Mobilité et expulsion des germes tuberculeux chez les scrofuleux et les phtisiques.*

Ci-dessous, nous donnons *in extenso* l'étude suivante (¹) qui complète l'exposition de nos idées sur la tuberculose sporulaire et sur l'élimination naturelle des germes tuberculeux :

« Permettez-moi de vous soumettre quelques expériences qui mettent en lumière un point des mœurs

_____

(¹) Travail communiqué à la Société d'Anatomie et de physiologie de Bordeaux, séance du 6 juillet 1891.

de l'organisme tuberculeux qui vise spécialement sa
mobilité dans le corps humain et en démontre surtout
l'expulsion naturelle.

Voici deux séries d'expérimentations pratiquées, la
première sur quinze lapins, la seconde sur quatorze
cobayes. La série des lapins a été négative, et cependant elle est pleine d'enseignements. La série des
cobayes a été positive et éclaire l'un des points les
plus intéressants de l'âge sporulaire de l'organisme
tuberculeux de Koch, la sortie par diverses voies des
spores encore mobiles et mobilisables du bacille
tuberculeux. »

SÉRIE DES LAPINS

Inoculation au lapin de matière fécale de phtisique.

Première expérience.

« Le 26 avril 1891, j'injecte sous la peau de trois forts lapins
sains un centimètre cube d'eau fécalisée avec fèces de phtisique et préparée comme suit : 20 grammes de matière fécale
sont délayés et vivement agités dans de l'eau phéniquée à
20 pour 1,000. Ce liquide est, en outre, chauffé pendant une
demi-heure à 65° C. Pendant un repos de trois jours, ce
liquide se sépare en deux parties. La couche supérieure,
moins louche, sert aux injections. Préalablement examinée,
elle ne contient pas d'organismes bactériens. Ce liquide
s'en est débarrassé en se filtrant lui-même par la chute
lente de tous les corps qui y sont suspendus. La couche
inférieure est large, opaque, quasi solide. Supposant, à tort ou
à raison, que la couche supérieure contient les spores plus
légères, plus ténues que tous les éléments de cette liqueur
complexe, je me sers exclusivement de cette partie du liquide
pour l'expérimentation.

En outre, j'ai phéniqué cette liqueur pour détruire les bactéries pyogènes et banales, et autant que possible dans le but de
permettre aux germes tuberculeux une évolution isolée dans
l'animal inoculé. J'avais quelque droit d'espérer que l'acide
phénique, à cette dose, en détruisant les parasites bactériens
de la matière fécale, toucherait aussi à la virulence des germes
tuberculeux, gênerait leur germination sans les détruire.

Ces trois lapins ont présenté des tumeurs considérables qui,
toutes, se sont résolues sans s'ouvrir. Vers le 15 juin, ces trois
lapins ne présentent aucune trace de lésions locales, ni induration, ni ganglionnage voisin. Pendant et après l'intumescence,
il n'y a eu, d'ailleurs, aucun ganglion.

Il nous paraît que la lésion anatomique d'induration provoquée par l'injection fécale et phéniquée a disparu pendant que
les spores, non retenues désormais par l'induration, ont pu être
mobilisées et expulsées.

Il ne faut pas conclure que ce liquide fécalisé n'est pas
tuberculisant, car nous allons voir le contraire tout à l'heure. »

Deuxième expérience.

« Aujourd'hui, 9 mai 1891, sur trois autres beaux lapins,
j'injecte de la même matière fécale, mais filtrée sur porcelaine.

Ces trois lapins ont présenté les mêmes lésions induratives,
bientôt résorbées sans laisser de ganglions indurés après elles.

Ici, comme dans l'expérience précédente, il n'y a eu qu'une
induration passagère, sans contamination tuberculeuse généralisée. Sur les lapins la matière fécale de phtisique ainsi préparée
ne détermine qu'une lésion irritative, indurée, passagère, sans
caséification, sans ulcération et sans tuberculose locale ni,
jusqu'ici, généralisée. Deux mois après l'inoculation, ces
animaux sont revenus à l'état normal.

Nous verrons, plus loin, que sur le cobaye il n'en est pas de
même, et que ce même liquide détermine une série continue
de lésions commençant par une tuberculose locale et finissant
par une tuberculose généralisée.

Pourquoi ces lapins ne se tuberculisent-ils pas? Je suppose
que le petit nombre des sporules tuberculeuses injecté d'une

part, et d'autre part gêné par l'acide phénique, ne peut déterminer des réactions cellulaires suffisantes pour infecter le
lapin. Je puis ajouter, en outre, fait bien connu, que le lapin
est moins sensible que le cobaye à l'action locale des spores
tuberculeuses.

Ceci, uni au petit nombre des sporules, explique l'état relativement réfractaire du lapin; les spores tuberculeuses ont le
temps de s'éliminer et là, comme chez l'hérédo-tuberculeux,
l'expulsion des spores se fait hâtivement pendant la première
période de leur séjour dans l'économie ou période de mobilisation. »

Inoculation au lapin de matière fécale de scrofuleux.

Première expérience.

« Le 19 mai, j'inocule à deux jeunes lapins sains un centimètre cube d'eau fécalisée par fèces d'enfant scrofuleux;
20 grammes environ de cette matière fécale sont dilués
et triturés dans de l'eau préalablement bouillie et refroidie,
mais cette fois-ci non phéniquée.

L'enfant d'où provient la matière fécale a huit ans, il est
petit, malingre, scrofuleux, plein de ganglions; c'est le fils
d'une mère morte de phtisie pulmonaire.

Les deux lapins ont eu chacun une énorme tumeur lobulée
au lieu d'inoculation, faite d'un caséum jaunâtre et friable.
L'une d'elles s'est vidée; la matière évacuée n'est point du pus,
c'est une substance amorphe, grasse, dans laquelle un examen
attentif ne révèle aucun organisme bactérien. L'autre lapin,
que voici, présente encore sa grosseur caséeuse. Aucun de ces
animaux, après 49 jours aujourd'hui (6 juillet 1891), ne présente
de symptôme d'induration et de ganglionnage tuberculeux.

Là, nous voyons la prédominance d'un processus caséifiant,
mais non point encore tuberculisant.

Je ne crois pas, malgré ce résultat négatif, à l'innocuité tuberculeuse des selles de cet enfant; mais je crois à l'action plus
rapide d'une virulence sclérogène ou indurative qui s'oppose
à la culture tuberculeuse de développement moins rapide. »

Deuxième expérience.

Inoculation au lapin de matière fécale d'enfant scrofuleux.

« Ce dimanche, 24 mai 1891, quatre jeunes lapins sont inoculés avec de la matière fécale d'un enfant scrofuleux. Cet enfant, atteint de scrofuloses multiples, de tuberculose cutanée et osseuse et de nombreuses adénites, est placé dans le service de notre distingué confrère et ami M. le Dr Piéchaud, chirurgien de l'hôpital des Enfants de Bordeaux. Un centimètre cube de la matière fécale de cet enfant est délayé dans de l'eau stérilisée ordinaire et injecté sous la peau du cou des quatre lapins sus-mentionnés.

Ces quatre animaux ont eu d'énormes tumeurs à la fois purulentes(?) et caséeuses bien lobulées. Aujourd'hui, sauf l'un d'eux qui présente une tumeur non encore abcédée, les trois autres ont éliminé les produits provoqués par l'inoculation.

Les pyogènes de la matière fécale ont agi plus vite sur les tissus que les germes possibles tuberculeux de cette matière. Avec l'expulsion caséeuse ont dû être éliminés les germes tuberculeux, car nous verrons plus loin que ceux-ci n'y manquent pas. »

Inoculation au lapin de fongosités de tuberculose locale d'un enfant.

« Ce jeudi, 11 juin 1891, j'insère sous la peau de trois lapins adultes un tout petit fragment, non préalablement broyé, extrait par curettage d'une tuberculose sous-cutanée. M. le Dr Piéchaud, dont l'obligeance et l'aménité vous sont bien connues, a mis à ma disposition ces fongosités extraites devant moi dans son service de l'hôpital des Enfants. La plus grande partie de ces fongosités est conservée dans de l'alcool absolu pour un examen ultérieur ; la plus petite partie me sert pour l'inoculation présente.

Des trois lapins, l'un est inoculé par fongosité sous-dermique, les deux autres par fongosité d'une lésion osseuse. Par une incision faite à la peau nous introduisons sous le derme, à trois ou quatre centimètres de l'orifice cutané, une ou deux des fongosités précitées; la plaie est suturée et collodionnée.

Ces trois lapins n'ont présenté aucune espèce de lésion ; la guérison a été immédiate. Il n'y a pas eu même d'inflammation locale, ce que nous attribuons à l'asepsie et à l'antisepsie opératoire de notre distingué confrère, où le sublimé joue le rôle le plus important et aussi, comme on le voit, le plus efficace.

Nous allons voir plus loin que le cobaye est plus sensible à l'action de ces mêmes fongosités.

Donc ces expériences sont négatives au point de vue de l'infection tuberculeuse par les fongosités, mais il ne faut pas se croire autorisé à déclarer les dites fongosités non tuberculeuses pas plus que non tuberculisantes.

Je suppose que l'oubli du broiement préalable de ces fongosités avant leur insertion et les liquides aseptiques appliqués pendant l'opération, aussi bien que l'état réfractaire relatif du lapin, sont un ensemble de raisons qui expliquent non point l'innocuité de la matière fécale de ce petit scrofuleux, mais seulement les mauvaises conditions de l'ensemencement tuberculeux.

Pour le moment, cette population de lapins, au nombre de quinze, n'est point tuberculisée par la matière fécale de phtisique et de scrofuleux phéniquée, filtrée, naturelle, non plus que par les fongosités tuberculeuses.

Mais il faut faire une réserve, surtout en raison des idées spéciales que j'ai sur l'état sporulaire de l'incubation du parasite tuberculeux et son sommeil plus ou moins prolongé. »

SÉRIE DES COBAYES

De l'inoculabilité au cobaye de la matière fécale
des phtisiques.

Première expérience.

« Trois cobayes femelles sains sont inoculés le 26 avril 1891, avec 1 centimètre cube d'un liquide fécalisé par fèces de phtisique. Le lieu de l'injection est le tissu sous-cutané du cou, entre les deux angles de l'omoplate. Pour préparer la matière de l'injection, je délaye, comme dessus, 20 grammes de fèces dans de l'eau phéniquée à 20 pour 1,000, et je chauffe à 65° C. pendant une demi-heure. La couche supérieure employée pour l'inoculation ne contient aucun bacille caractéristique de Koch.

Le 1er juillet, c'est-à-dire plus de deux mois après l'injection, je constate sur ces cobayes les lésions suivantes : chacun d'eux présente une induration moniliforme au lieu d'inoculation, avec douleur à la pression. En outre, chacun d'eux présente aussi un ganglion induré et douloureux dans l'une ou l'autre aisselle. Vous pouvez examiner ces animaux ; c'est là la première étape de la généralisation tuberculeuse.

Il ne s'agit pas ici d'un processus inflammatoire ou pyogénique, car depuis soixante-sept jours aujourd'hui, la pyémie eût eu le temps d'évoluer bien à son aise et même de prendre fin. En outre, je fais remarquer qu'en phéniquant la matière fécale et en la faisant chauffer comme il est dit plus haut, j'ai ralenti le processus tuberculeux et détruit tous les bacilles si nombreux du liquide fécalisé. En effet, ce liquide, avant son injection, ne présente aucun bacille, aucun micro-organisme. Sa préparation n'a pu laisser vivante que les spores, d'une si grande résistance, comme on le sait.

Voilà pourquoi l'induration ne s'est faite que lentement, pourquoi le ganglion infecté n'est pas encore bien hypertrophié et pourquoi nous n'avons pas à compter ici avec d'autres virus que le tuberculeux.

Il appert donc de cette première expérience que la matière fécale de phtisique est inoculable et tuberculisante.

Cette simple expérience prouve encore l'élimination de l'agent tuberculeux à l'état non bacillaire, c'est-à-dire à l'état sporulaire, puisque dans la matière fécale on ne trouve pas de bacille.

Enfin on en peut encore déduire la facilité de mobilisation des spores tuberculeuses mise en regard de l'immobilité du bacille. »

Deuxième expérience.

« Avec le même liquide fécalisé, phéniqué et chauffé à 65° C., mais filtré sur porcelaine, sur le filtre Gautier préalablement stérilisé à 180° C. et vérifié, j'obtiens un liquide citrin, de grande limpidité. Avec 1 centimètre cube de ce liquide j'injecte deux cobayes adultes et sains.

Je dois dire d'abord que cette deuxième expérience était faite pour contrôler la première. Ce même liquide, différant du premier par la filtration, donc dépourvu de parasites, devait respecter ces deux cobayes. Il devait également, *a priori*, exercer une action soit locale, soit générale, sur ces cobayes par le fait des ptomaïnes quelconques qu'il devait contenir. J'avais donc le droit d'espérer :

1° Qu'il n'y aurait pas d'infection tuberculeuse ;

2° Qu'il pourrait ou non y avoir une irritation locale au point inoculé, de par les produits solubles plus ou moins irritants des matières fécales. Il pouvait y avoir encore des phénomènes généraux également dus aux toxines diverses du liquide injecté.

A ma grande surprise, ces deux cobayes ont été tuberculisés bel et bien, en dépit de la filtration sur porcelaine. Vous pouvez voir et toucher les premiers actes de la pénétration tuberculeuse : l'induration au point inoculé, et l'adénite voisine.

Bien que faite quatorze jours après les inoculations de la première expérience, l'infection tuberculeuse a marché ici plus rapidement que sur les trois premiers cobayes, inoculés par liquide fécalisé non filtré.

En supposant qu'il n'y ait eu aucune erreur de ma part, aucune fissure du filtre de porcelaine, on pourrait conclure à l'extrême petitesse des spores tuberculeuses, se jouant ainsi d'un filtre à mailles cependant si tortueuses et si serrées.

Mais, bien ou mal filtré, ce liquide, comme dans la première expérience, tuberculise nos cobayes et donne un résultat très positif.

Il est donc permis très légitimement de conclure que la matière fécale de phtisique est inoculable et doit constituer un grand disséminateur des germes tuberculeux.

Nous sommes en droit d'affirmer également l'élimination des spores tuberculeuses par et avec les déjections intestinales des tuberculeux. Quant au passage des spores à travers la porcelaine, je vérifierai ce fait qui, s'il était certain, ne manquerait pas d'importance. »

Inoculation au cobaye de sperme et de suc testiculaire
de phtisique.

« Le 23 mai 1891, à la nécropsie d'un phtisique, j'isole une
vésicule séminale après ligature de son conduit. J'extrais le
testicule ; la liqueur séminale et le suc testiculaire, à la dose
d'un demi-centimètre cube, sont injectés sous la peau de deux
cobayes : l'un reçoit la liqueur séminale trouvée dans la vésicule ; l'autre, le suc testiculaire.

La liqueur séminale contient encore des spermatozoïdes
immobiles, fragmentés et en petit nombre ; le suc testiculaire
ne contient aucun organisme visible.

Comme vous le pouvez voir, ces deux cobayes, aujourd'hui au
quarante-quatrième jour de l'expérience, présentent tous les
deux une induration au point inoculé. Le spermatisé offre en
outre une adénite marquée à l'aisselle. Ces deux animaux
sont au premier début d'une prochaine généralisation tuberculeuse.

Ici encore il est légitime de conclure à l'infection tuberculeuse du sperme, du suc testiculaire, et à la transmission au
fœtus, par la contamination de l'ovule, de la tuberculose paternelle.

Je n'ai pas besoin d'insister sur la sortie des spores par la
voie de l'exeat spermatique. »

Inoculation au cobaye de l'urine de phtisique.

« Samedi 23 mai 1891, j'injecte sous la peau à trois cobayes
1 gramme d'urine de phtisique de la salle 13 ; soit dit en
passant, c'est le même malade à qui j'empruntai naguère la
matière fécale de la première expérience et dont les crachats
contenaient de nombreux bacilles (lit 3, salle 13, hôpital
Saint-André).

L'urine injectée est prise à la surface avec pipette stérilisée,
parce que j'imagine, à tort ou à raison, que les spores tuberculeuses sont surtout à la surface du liquide en raison de leur
légèreté, du poli de leur surface et peut-être aussi de l'atmosphère partielle gazeuse qui les entoure très probablement.

Aujourd'hui 6 juillet, ces trois cobayes, que je vous présente, ont chacun une induration. L'un d'eux présente, outre le point induré, un ganglion voisin endolori et en voie d'hypertrophie.

Je n'ai pas besoin de dire que précédemment l'injection de ma propre urine sous la peau d'un cobaye avait simplement produit une irritation légère bien vite passée et sans tuméfaction notable.

Les deux autres cobayes, arrivés au quarante-quatrième jour de l'inoculation, présentent aussi les premiers symptômes de l'infection, c'est-à-dire l'induration au point inoculé et l'adénite.

Nous pouvons donc conclure à l'inoculabilité de l'urine de phtisique au cobaye. C'est aussi un fait en faveur de cette opinion, si physiologique et si acceptable, que les spores tuberculeuses s'éliminent avec et par les produits de sécrétion et d'excrétion (¹). »

Inoculation positive au cobaye du caséum provoqué chez le lapin à la suite de l'injection sous-cutanée de la matière fécale d'un enfant scrofuleux.

« J'ai inoculé plusieurs lapins avec de la matière fécale d'un enfant scrofuleux du service de M. le Dr Piéchaud, chirurgien de l'hôpital des Enfants.

Après avoir énucléé sur l'un de ces lapins la matière caséeuse, de couleur jaunâtre, de forme irrégulièrement sphérique et de consistance semi-molle, j'insère un peu de cette matière sous la peau d'un cobaye sain (14 juin 1891). La plaie est ensuite suturée et collodionnée. Le but de cette expérience était de savoir si cette matière est ou non tuberculisante. Or, aujourd'hui 6 juillet, c'est-à-dire vingt et un jours seulement après l'inoculation, ce cobaye présente une tumeur indurée, moniliforme, au point d'insertion. En outre, un ganglion

---

(¹) J'eusse désiré expérimenter sur un plus grand nombre de cobayes ; mais ces animaux sont devenus rares, car l'hiver dernier, si rigoureux, en a tué le plus grand nombre. Je dois à l'extrême obligeance de M. Labit, élève en médecine distingué, attaché autrefois à mon service de l'hôpital Saint-André, d'avoir pu reprendre ces études. C'est lui, en effet, qui m'a envoyé de Châtellerault un assez grand nombre de cobayes. Je lui renouvelle, ici, mes bien sincères remerciements.

voisin, déjà induré et douloureux, témoigne de la prise de possession du virus tuberculeux.

J'ajoute que l'examen préalable de la matière caséeuse inoculée ne révèle ni bacilles ni spores, mais seulement une matière amorphe et grasse.

Nous en concluons que la spore encore invisible est l'agent infectieux de ce caséum.

Cette expérience met en outre en valeur ce point intéressant : la matière fécale du phtisique détermine chez le lapin une lésion locale qui peut durer longtemps *in situ* sans se généraliser, qui peut même être éliminée artificiellement ou spontanément avant d'avoir tuberculisé le lapin *in toto*.

Ici, comme dans les faits précédents, les fèces des phtisiques restent toujours tuberculisantes et leur intestin demeure la plus grande voie de l'expulsion des germes. »

Inoculation de trois cobayes avec fongosités de tuberculose locale d'enfant scrofuleux.

« Ce 11 juin 1891, jeudi, j'insère sous la peau du cou de trois cobayes des fongosités extraites, le même jour, par M. le Dr Piéchaud, de localisations tuberculeuses de l'un de ses petits malades de l'hôpital des Enfants de Bordeaux. (Voir plus haut.)

Ces inoculations sont positives sur deux de ces cobayes; l'un a une induration très manifeste et douloureuse au point inoculé, avec un ganglion de voisinage; le deuxième a un ganglion très développé avec lésion à peine apparente au lieu d'inoculation. Le troisième jusqu'ici ne présente rien d'apparent.

Nous faisons remarquer que, malgré l'absence de broiement et l'emploi des antiseptiques les plus énergiques comme l'acide phénique et le sublimé, cette inoculation n'en est pas moins devenue positive.

Je me propose de refaire cette série d'expériences en évitant les liquides stérilisateurs de la chirurgie et en broyant désormais les fongosités tuberculeuses.

Il n'est pas douteux, pour nous, que l'écrasement et le

broiement bien faits des fongosités tuberculeuses ne mettent en liberté les sporules emprisonnées dans leur kyste fibro-cellulaire et ne hâtent l'infection. »

Le tuberculeux et le scrofuleux sèment donc autour d'eux la tuberculose. C'est par la matière fécale, par l'urine, par la semence sûrement et probablement par toutes les déjections que se fait l'infinie dissémination tuberculeuse et que s'explique bien l'universalité de ce mal. A ces moyens de dispersion virulente le phtisi-que ajoute, de plus, son expectoration. Scrofuleux ou tuberculeux, les premiers avec leurs lésions d'ordre sporulaire, les seconds avec leurs lésions bacillaires, tous sont les propagateurs du mal tuberculeux par l'expulsion des germes. Cette notion physiologique a plus qu'un intérêt de curiosité.

Nous sommes en droit d'en tirer une médication curative et prophylactique tout à la fois, que le mot d'*épuration microbienne* caractérise heureusement. La mise en jeu des puissances éliminatrices du corps en est la base : les purgatifs, les sudorifiques, les diuréti-ques, le travail musculaire et cutané, l'iodure de potassium, les bains sulfureux, salés et sursalés, en sont les moyens très faciles à mettre en œuvre.

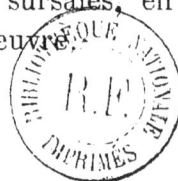

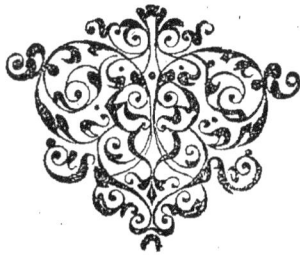

www.ingramcontent.com/pod-product-compliance
Lightning Source LLC
Chambersburg PA
CBHW050126210326
41519CB00015BA/4122